改訂モデル・コアカリキュラム対応

薬学生のための臨床実習

一般社団法人日本病院薬剤師会　監修
一般社団法人日本病院薬剤師会薬学教育委員会　編集

薬事日報社

はじめに

　薬剤師の業務が「モノ」から「ヒト」に移り、我が国における薬剤業務も患者指向の臨床業務へと変化してきました。それを支える臨床薬学教育を充実させるため、平成 18 年に薬学教育が 6 年制に移行し、「薬物治療学」や「コミュニケーション学」等が教科として組み入れられ、それらの知識を実践の場で活かすため、臨床実習は薬学教育の重要な柱と位置づけられています。平成 25 年には、モデル・コアカリキュラムが改訂され、学習成果基盤型教育（OBE）が導入されました。その中で、10 項目の薬剤師に求められる基本的な資質が謳われています。これらの多くは、臨床実習を通してはじめて身につくものです。しかし、病院実習は 11 週が標準となっており、臨床能力を身に付けるには十分とは言えません。そこで如何に効率的に指導するかが重要となります。また、改訂モデル・コアカリキュラムでは、臨床実習を充実するために、臨床実習で学ぶべき代表的な 8 疾患が提示されています。

　病棟で、薬物療法を管理・指導するためには、医薬品の知識と患者や他の医療従事者等との情報交換のためのコミュニケーション能力が求められます。しかし、これらの教科書レベルの知識を個別に持っているだけでは、臨床の現場に立つことは難しいでしょう。これらの知識を統合し、適切な薬物療法の提供に応用して初めて、学部で学んだ知識を活かした「薬学」の実践と言えます。それを体験的に学習するのが臨床実習であり、薬学という学問の重要な学習成果の一つとして位置づけられます。

　薬物療法を評価し、最適な処方を提案するためには、情報の収集・評価が鍵となります。カルテは最も重要な情報源であり、臨床実習ではカルテを読む力を養ってもらいたいものです。加えて、医師や看護師等からの情報や、患者自身の訴え等が重要な情報であり、その収集はコミュニケーション能力を活かす絶好の場です。患者からの主観情報やカルテ等からの客観情報を、どのタイミングで、どのような事項についてチェックし、どのように薬物療法に活かしていくかなど、臨床実習でなければ学べないことを学んで頂きたいものです。

　これまで、学部で学んだ知識を如何に臨床現場で活かすかという視点で、指導者にも実習生に役立つ実践的な教科書はあまりないと思います。本書は、実際に病棟業務の中で遭遇した代表的な 8 疾患の患者をモデル症例として、SOAP 形式で記載されたカルテから、学生がどう考え、指導薬剤師とどのようなディスカッションを経て医師に処方提案していくか、さらには学生カルテの記載まで、患者の療養過程に応じて薬剤師としての関わり方を臨場感をもって学べる構成となっています。

　本書「薬学生のための臨床実習」は、学生の皆さんには、臨床実習で何をどのように学ぶかという視点で執筆されていますが、指導薬剤師にも実習の過程の中でどのように学生を指導すれば教育効果を上げることができるかという視点で役立つ構成となっています。本書を大いに活用し、臨床実習の充実に役立てて頂ければ幸いです。

2020 年 5 月

一般社団法人日本病院薬剤師会

会長　**木平　健治**

発刊によせて

　薬剤師は、その専門性を活かし、良質の医療を患者さんに提供する使命を有しています。そのため、薬剤師養成教育は、薬物療法全般にわたる知識・技能・態度を備え、国民の保健・医療・福祉に貢献できる薬剤師を養成することを目的とします。

　薬剤師の業務は、「調剤行為を含む医薬品を供給する専門職」から、「患者のさまざまな病態における医薬品の使用を包括的に管理し、薬物療法の安全性・有効性を保障する専門職」へ変貌しつつあります。今後大きく変わろうとする医療体制の中での薬剤師の役割はどうあるべきで、何を具体的に行えば良いでしょうか？　求められる今後の医療には、患者あるいは生活者の自立と QOL 向上へ向けたさまざまな取り組みが必要であり、それには多職種の連携（チーム医療）が必要です。チーム医療とは、医療に従事する多種多様な医療スタッフが、各々の高い専門性を前提に、目的と情報を共有し、業務を分担しつつも互いに連携・補完し合い、患者の状況に的確に対応した医療を提供することです。したがって、チームは患者の数だけあることになり、薬剤師の役割は画一的ではなく、それぞれのチームにおいて異なってきます。薬剤師にあっては、チームの中で薬学的な介入を行うことによって、医療の質の向上を図ることが重要です。また、医療機関の機能が再編されていく中で、それぞれの薬剤師が連携する相手も異なってきます。同一施設内での多職種、他の医療機関（薬剤師）、保険薬局（かかりつけ薬局、健康サポート薬局）、介護施設（介護職員）、患者家族…と、多岐にわたります。しかし、最も基本的なことはこれらチームを担う人達と如何に患者情報を共有していくかということで、コミュニケーション能力の向上が求められています。

　医療従事者養成教育は、知識、技能と態度の習得を 3 本柱とします。言うまでもなく、技能と態度の習得は患者さんから学ぶことを基本とします。薬学教育においては、2015 年度入学者から、学習成果基盤型教育（OBE）が導入され、薬剤師に求められる基本的な資質 10 項目を掲げた改訂モデル・コアカリキュラムが適用されています。実務実習は、基本的な資質を習得する最も重要な段階に位置づけられます。また、改訂モデル・コアカリキュラムでは、実務実習で学ぶべき代表的な 8 疾患も提示されています。実務実習期間は決して充分とは言えませんので、学生は効率良く学習し、教える側にも工夫が必要となります。本書は、このような視点を踏まえて、学ぶ側および教える側の双方に大変役に立つ良書であり、代表的な 8 疾患をモデル症例としてチーム医療の現場に即した実習を軸足に作成されています。本書を大いに活用し、薬学教育における臨床実習の充実に役立てて頂ければ幸いです。

2020 年 5 月

一般社団法人日本病院薬剤師会

副会長　**松原　和夫**

目 次

解説編

1 改訂薬学教育モデル・コアカリキュラムと学習成果基盤型教育（OBE）

　現在、平成 25（2013）年に改定された改訂薬学教育モデル・コアカリキュラム（改訂コア・カリ）に準拠した教育が平成 27（2015）年度の新入生よりスタートし、平成 31（2019）年度から実務実習が実践されている。薬学部薬学科の卒業要件として、22 週の実務実習が課せられた。原則として、学生は 11 週の薬局実習から始まり、2 週間開けて、11 週の病院実習を行う。薬学部 6 年制導入時に課題とされた "より多くの臨床的学び" がこの 22 週の薬学実務実習に求められるようになった。"より多くの" といっても、たかだか 22 週である。ましてや病院実習だけとってみたら 11 週に過ぎない。効率良く、病院という現場でしかできないことをどのように学んだら良いのか。本章では、学習成果基盤型教育（Outcome Based Education：OBE）導入の背景とその意義を述べ、特に薬学実務実習について解説する。

1 学習成果基盤型教育（OBE）の導入の背景

　改訂コア・カリでは、OBE が導入されている。OBE は、卒業目標（学習アウトカム）を設定することで、「学生が何を学んだか」より「学生は何ができるようになったのか（学習成果）」を重視するもので、現在の医療系教育においては、グローバル・スタンダードとなっている。日本では、千葉大学医学部が平成 20（2008）年度入学生より OBE を取り入れ、日本の医学教育を牽引してきた。その背景は、米国アカデミー研究所の米国医療の質委員会から "To Err is Human：Building a Safer Health System"（人は誰でも間違える―より安全な医療システムを目指して）という報告が出されたことによる[1]。そこには、年間 4 万 4 千人の患者が医療事故により死亡しているとされ、交通事故や HIV よりも死亡数が多いとされた。さらに、同委員会から、"Crossing the Quality of Charm—A New Health System for the 21st Century—"（医療の質―谷間を超えて 21 世紀システムへ―）が報告され、医療の質に関して 6 つの改善目標と 13 の提言がなされた[2]。そのうちの一つが、医療従事者の育成訓練、すなわち教育である。さらに、医療の質保証だけでなく、大学教育においても質保証が必須となった。薬学教育にあてはめて考えると、その質保証として薬剤師育成に対する説明責任を、薬剤師育成機関が果たさなくてはならないことになったのである。

　私たちはどのような薬剤師を目指すのか。薬学部卒業時に学生はどのようなことができるのか。これらを指導者にとっても学生にとってもわかりやすくしたのが OBE である。OBE の有用性としては、①教育の質の保証、②順次性のある 6 年一貫カリキュラムの作成、③学習項目の重複、欠落をなくす、④学生、教員双方にわかりやすい、⑤評価がしやすい、⑥教育の継続性の担保等が挙げられている[3]〜[6]。特に、アウトカムは広く社会のニーズに応えるものが望ましく、誰もが共有できることが求められる。その最終目標としてのアウトカムが「薬剤師として求められる基本的な資質」（10 の資質）である（**資料編 p.122 参照**）。しかし、10 の資質そのものを学部教育の 6 年間で全て身につけることは困難であり、薬剤師として働くようになっても終始その向上を心がける必要があるため、大学卒業時にはその基盤を身につけるべきものと定義された。これらの理由から、OBE は初級、中級、上級と、繰り返し学ぶよう順次性のあるカリキュラムに基づき、大学で学生

が学ぶ効果的な学習法といえる。

　なお、初版の薬学教育モデル・コアカリキュラムでは、GIO（一般目標：General Instruction Objectives）ならびに SBO（行動目標：Specific Behavioral Objectives）を定め、SBO を積み上げていくことで GIO が達成されるプロセス基盤型教育を取り入れていた[7]。しかし、学生や教員が SBO を実施したか否かを判断基準に用いることが主となり、知識以外の達成度評価ができていないという欠点があった。すなわち、教育の質保証が取れていなかったことになる。一方、改訂コア・カリにおいても GIO や SBO は表記されているが、これらは薬学教育のアウトカムとして卒業時に何ができるようになるか（コンピテンシー：competency）の具体的項目と捉えてほしい。見方を変えると、学生がコンピテンシーに到達するためには何が必要で何が不足しているのかを考える材料となっている。その一方、今回の改訂コア・カリにおいては OBE を導入したものの、コンピテンシーの提示がなく、GIO や SBO のみが示されている。OBE の構造上不十分であり、多少の矛盾を生じていることもこの場に書き添えたい。

2 OBE の導入

（1）OBE の導入目的

　Carraccio[7] らは、OBE によるカリキュラム構築を 4 段階で導入することを提唱している（以下、「OBE の 4 段階」という）。段階を追って示すと、「①コンピテンシーの決定」、「②コンピテンシーの構成要素とパフォーマンスレベルの設定」、「③構成要素とパフォーマンスレベルに応じた評価法の作成」、「④全教育課程の評価」となる。③では、評価だけでなく、その学習方法などの方略も含まれ、④では結果に基づきコンピテンシーの見直しなど、次回への改善に向けての準備情報が含まれる。

　この OBE の 4 段階に従い、病院実習について具体的に示す。病院実習は改訂コア・カリでは「F．薬学臨床」に分類される。薬学臨床の GIO は「患者・生活者本位の視点に立ち、薬剤師として病院や薬局などの臨床現場で活躍するために、薬物療法の実践と、チーム医療・地域保健医療への参画に必要な基本的事項を修得する」となっており、病院実習はそれを習得するための方略と位置付けられる。しかし、これではあまりに抽象的であるため、「薬学実務実習に関するガイドライン」に基づき、「病院実務実習評価原案」を作成することによって実習の観点とその評価を示した（資料編 p.124 参照）。実習の観点とは、学生が学ぶ内容の大きな括り、つまり表題を示したものであり、アウトカムはコンピテンシーに相当する。

　では、そもそも学生が薬剤師としての 10 の資質（10 のアウトカムともいえる）を身につけるためには、何をどう学ぶのか。学生は、大学に入学するまでは受験勉強の都合もあり、知識偏重の教育を受けざる得ない状況にある。しかし、医療専門職となるための大学での学びは、知識のみではないことをここで改めて示しておきたい。OBE の説明に入る前に、Miller の学習ピラミッドについて説明する（図表 1）[8]。OBE で導入された螺旋型カリキュラムは、この学習ピラミッドを応用して発展させたものである。Miller の学習ピラミッドに沿って考えると、学びは主に知識・技能・態度を含み、知識に偏重することなく学ぶことが大切である。また、学びには、knows（知る）→knows how（理解する）→ shows how（表現する）→ does（行動する）の段階がある。大学のカリキュラム上では、基盤となる知識、技能、態度を身につけ（knows, knows how）→事前に実習でシミュレーションをし（shows how）、実践する（does）となる。具体的には、有機化学、生物化学、薬

理学などの基礎科目で薬の基礎知識を習得し（knows）、調剤学や製剤学、薬物動態学、薬物治療学などの講義と学生実習で薬の臨床的理解を高め（knows how）、事前実務実習で処方箋に応じた調剤のシミュレーションを行い（shows how）、最後に実習施設において指導者の下で調剤業務ができ、最終的に一人で実施できるレベルになる（does）となる。ここで問題なのが、Miller の学習ピラミッドでは does のレベルが示す範囲が広すぎることである。Does においては、すでに薬剤師として働いている者と学生とのコンピテンシーに差がないため、大学教育における学生の能力に応じたレベルを新たに設定する必要が生じる。一方、後述する OBE における螺旋型カリキュラムを用いると、学生の学習レベルに求められるコンピテンシーをあらかじめ定めることができるため、薬剤師教育ではこの方法を採用している。したがって、教育の質を担保するには、卒業時に学生のアウトカムとしてのコンピテンシーをどのように設定するかに依存して、卒業時点での学生の能力に差がついてしまうことになる。

図表 1　Miller の学習ピラミッド

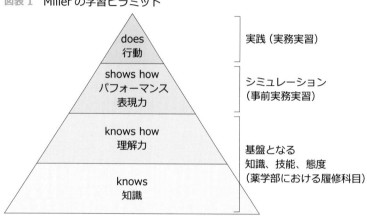

コラム　アウトカム基盤型教育（OBE）とコンピテンシー基盤型教育（CBE）

　本書では、アウトカムとコンピテンシーとを同等と捉えて表現した点が随所にある。その理由は、The European Union Tuning Project 2006[9] において「学習のアウトカムは教育のプロジェクトに付随したものであり、教育者によって定義付けられるものである。一方、コンピテンシーは卒業生のものであり、卒業生が行動で示すことができるものである。したがって、卒業する学生においてこれらは同一である」と説明しているからである。OBE の創始者と言われている Spady[10] は、アウトカムは objectives（目標）と区別して、"重要な学習の高度な到達点のある状況での実証" とした。OBE における高度な到達点をコンピテンシーの修得とすると、医療者に必要とされる能力を学習する CBE（Competency-based Education）との相違はないとされる。

（2）コンピテンシーの決定

　OBE について、具体的な例を用いて説明する。

例 病院実務実習評価原案（（2）処方せんに基づく調剤の②）：SBOs920〜924)

観点	アウトカム
処方監査と疑義照会	処方監査と疑義照会を実践する。 処方監査：患者情報と医薬品情報に基づき、処方の妥当性、適切性を判断する。 疑義照会：必要に応じて、疑義照会の必要性を判断し、適切なコミュニケーションのもと実施し、記録し、次に活かす。最終的には、医師の処方行動に変容をもたらす。

　なお、コラムでも示したように、OBEではアウトカムをコンピテンシーとみなすので、薬学実務実習では、「病院実務実習評価原案」によってすでにアウトカムと評価が示されており、OBEの4段階における「①コンピテンシーの決定」は満たしたものとする。

（3）コンピテンシーの構成要素とパフォーマンスレベルの設定

　OBEの4段階における「②コンピテンシーの構成要素とパフォーマンスレベルの設定」について述べる。

　コンピテンシーは知識・技能・態度など、複数の要素から構成される[11]。価値観など他の要素も該当するが、ここではシンプルに知識・技能・態度の3つに絞って考える。さらにシンプルにコンピテンシーを「医薬品の調剤ができる」としてみよう。OBEは、コンピテンシーを達成できるように目標、方略、評価など教育全体をデザインする教育法であり、卒業時に目標を達成できるように1年次から順次性のある学習目標を設定する。これを実現するために薬学部全体でHardenらが提唱した螺旋型カリキュラムを取り入れた[2),3)]（図表2）。その特徴は、大切なことを繰り返し学習することである。

図表2　OBEによる順次性のある螺旋型カリキュラム

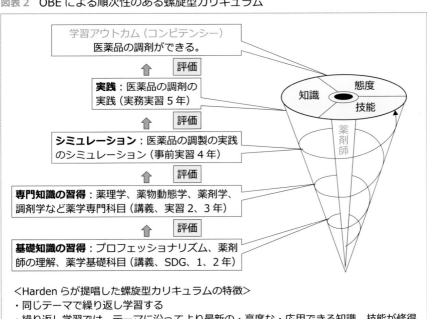

薬剤師として調剤ができるようになるには、実習で調剤ができるようになっていなければならない。実習で調剤ができるためには、事前実務実習において一定の調剤業務をシミュレーションしておく必要がある。そのためには、事前に薬学専門科目である薬理学、薬物動態学、薬剤学、調剤学などを習得しておかなくてはならない。そして、薬学専門科目を理解するためには、薬学基礎科目を理解する必要があるという具合に、コンピテンシーに到達するために何が必要かを考えていく。その結果、1年生では何を学び、2年生では何を習得していくのかというコンピテンシー到達のためのロードマップができあがる。これをカリキュラムとして提示し、学生が単位を取得する仕組みにしていくと、OBE型の学習ステップが構築される。

(4) OBEにおける評価の重要性とその方法

　OBEの4段階における「③構成要素とパフォーマンスレベルに応じた評価法の作成」であるが、OBE導入で重要なことは、各段階において適切な評価を実施することである。知識のみを問うのであれば、筆記試験のような従来のテストで十分であるが、技能や態度を評価するには別の方法が必要である。そこで実務実習においては、コンピテンシー（アウトカム）に向かって、学生がどのくらい達成しているかについて、ルーブリック評価を用いることとした。ルーブリック評価とは、米国で開発された学習評価の基準を作成する方法であり、成功の度合いを示す数レベル程度の尺度と、それぞれのレベルに対応するパフォーマンスの特徴を示した記述語からなる評価基準表である。ルーブリック評価は、他の手段では困難な、パフォーマンス等の定性的な評価に向くとされ、理解しやすい表現で達成水準が明確化されることにより、評価者・被評価者の認識の共有、複数の評価者による評価の標準化等のメリットがあるとされている[12)~14)]。したがって、知識・技能・態度を含むパフォーマンスの評価には適切である。さらに、技能や態度が言語化されていることで、指導者と学生が目標を共有し、指導者は学生にフィードバックしやすくなる。これらのことから、それぞれのアウトカムに対して、ルーブリック評価を作成した（資料編 p.127 等参照）。

　評価レベルについては、図表3 に示してあるように、レベル1が最もレベルが低く、ある程度の実習で習得できる内容としている。実務実習終了時にはレベル3への到達を目指して欲しい。レベル4は理想の薬剤師の在り方に近く、志の高い学生はここを目指して欲しい。

図表3　ルーブリック評価の概要

観点	アウトカム
評価の対象・視点	学生が、到達するレベルを示す ・分かりやすい言語を用いる →指導者と学生の共通理解となる

＜評価のレベル：4段階とする＞

4	3	2	1
実際の薬剤師でも難しいレベル	実習が終わった段階でできるレベル	実習中トレーニングすればできるレベル	実習初期にできるレベル

2018年12月4日確定

　実際にルーブリック評価をすると、レベル2か3かどちらかで迷ったり、前回の評価より下がったりすることがある。学びは必ずしも前進ばかりでなく、新しい知識を得たことで自己評価が下がることもある。指導薬剤師と学生が評価を共有し、何を得て何が不足かなどを話し合ったうえで実習を進めていくことが学生の学びを深め、より効果的な実習となっていく。

　なお、チーム医療に関する実務実習については、ルーブリック評価から除外した。その理由として、チーム医療の中では個のパフォーマンスを評価することが難しいからである。平成31（2019）年度からの実習については、全学生が実習システムへ電磁的に日誌をつけるため、チーム医療に関する評価はこれを利用する。指導薬剤師は学生の日誌に対するフィードバックとしてコメントを入力し、チーム医療の到達度については教員が評価を行う。

　OBEの4段階における「④全教育課程の評価」については、各大学と実習施設間で行って欲しい。学生の実習日誌の解析や実習施設での自己評価など工夫が必要であるが、次回の実習がより良くなるよう、学生、医療現場の指導者、大学全ての自助努力が求められる。

参考文献

1) Institute of Medicine (US) Committee on Quality of Health Care in America ; Kohn LT, Corrigan JM, Donaldson MS, editors. To Err is Human : Building a Safer Health System. National Academies Press (US) ; 2000.

2) Institute of Medicine (US) Committee on Quality of Health Care in America. Crossing the Quality Chasm : A New Health System for the 21st Century. Source Washington (DC) : National Academies Press (US) ; 2001.

3) Harden RM, Crosby, JR, Davis, MH. An introduction to outcome-based education, *Medical Teacher* 21 (1) : 7-14 (1999)

4) Harden, RM, Crosby, JR, Davis, MH. AMEE Guide No. 14 : Outcome-based education : part 1-An introduction to outcome-based education. *Med Teach*. 1999, vol. 21, p. 7-14.

5) Harden, RM, Crosby JR, Davis, MH, Friedman F. AMEE Guide No. 14 : Outcome-based education : Part 5-From competency to meta-competency : a model for the specification of learning outcomes. *Medical Teach*. 1999, vol. 21, p. 546-552.

6) Stevens DD. and Levi AJ. Introduction to Rubrics : An Assessment Tool to Save Grading Time, Convey Effective Feedback, and Promote Student Learning. Sterling, VA : Stylus Publishing. (2013)

7) Carraccio C1, Wolfsthal SD, Englander R, Ferentz K, Martin C. Shifting paradigms : from Flexner to competencies. *Acad Med*. 2002 May ; 77 (5) : 361-7.

8) Miller GE. The assessment of clinical skills/competence/performance. *Acad Med*. 1990 Sep ; 65 (9 Suppl) : S63-7.

9) Ellaway R, Evans P, McKillop J, Cameron H, Morrison J, McKenzie H, Mires G, Pippard M, Simpson J, Cumming A, Harden R, Guild S. Cross-referencing the Scottish Doctor and Tomorrow's Doctors learning outcome frameworks. *Med Teach*. 2007 Sep ; 29 (7) : 630-5.

10) Spady DW. Outcome-based education : Critical issues and answers. Arlington, VA American Association of School Administration. 1984.

11) Frank JR, Snell LS, Cate OT, Holmboe ES, Carraccio C, Swing SR, Harris P, Glasgow NJ, Campbell C, Dath D, Harden RM, Iobst W, Long DM, Mungroo R, Richardson DL, Sherbino J, Silver I, Taber S, Talbot M, Harris KA. Competency-based medical education : theory to practice. *Med Teach*. 2010 ; 32 (8) : 638-45.

12) 鈴木雅之：「ルーブリックの提示による評価基準・評価目的の教示が学習者に及ぼす影響─テスト観・動機づけ・学習方略に着目して─」、教育心理学研究、2011, 59, 131-143.

13) 藤田雅也、松岡宏明、赤木里香子、泉谷淑夫、大橋功、萱のり子、新関伸也：「観賞学習ルーブリックの作成とその活用に関する一考察」

14）松下佳代：「学習成果としての能力とその評価─ルーブリックを用いた評価の可能性と課題─」

参考図書

・田邊政裕　編：「アウトカム基盤教育の理論と実践」、篠原出版社、2003.
・文部科学省総則・特別部会（平成 28 年 1 月 28 日）：「資料 6-2　学習評価に関する資料」
　http://www.mext.go.jp/b_menu/shingi/chukyo/chukyo3/061/siryo/__icsFiles/afieldfile/2016/02/01/
　1366444_6_2.pdf#search=%27 ルーブリック評価%27
・文部科学省中央教育審議会大学分科会教学マネジメント特別委員会（第 6 回）：「資料 1　学習成果とその可視化」
　https://www.mext.go.jp/content/1417855_002.pdf#search=%27

2 実務実習で磨く感性

　薬学実務実習は、学生がこれまで薬学で学んできたことを臨床の場において統合することである。実臨床は、基礎薬学から薬学専門科目のどれを取っても不必要なものなどない。また、そのことを学生は実感して欲しい。学生が出くわした場面により、課題を乗り越えるために利用する学問の分野には多少なりとも差があっても、どの分野の知識も過不足なく求められる。ましてや、対患者となった場合、これまで習った学問の範疇だけで解決できる課題は少なく、個人の教養、コミュニケーション能力、人間力など、総合的な力が求められる。そのうえ、専門職としてのプロフェッショナリズムを根底に持っていなければならない。

　病院実習は薬物治療の実践を学ぶ場である。ガイドライン、処方意図、薬物相互作用、個別化医療など、薬を中心に考えただけでも、学ぶべき項目は複数ある。しかし、真の学びのターゲットは「人」であることを忘れてならない。全ての学生はこれを意識して実習に臨んで欲しい。

　ここでは、実習中に果敢に挑んで欲しい、「①プロフェッショナリズムの醸成」、「②医療倫理とその実践」、「③コミュニケーションの重要性と実践」、「④医療安全の理解と実施」、「⑤全人的医療への理解とその実践」について解説する。これらは、医療の基盤となる考え方であり、10の資質の基盤ともなっている。

1 プロフェッショナリズムの醸成

　医療においてプロフェッショナリズム教育が取り入れられてきたが、その定義には複数ある。もともと profess（神へ告白する、明言する）からプロフェッション（profession：専門的職業）という言葉が生まれている。Cruess らはプロフェッションを複雑な知識と技術を修得して初めて行える仕事が中心となる職業であると定義し、高い能力を有し、誠実・道徳、利他主義、社会のためになる努力をすることを公約（profess）とした。その一方で、プロフェッションにはその知識や技能に基づく自主性、自由裁量権を持つ特権が与えられるが（図表 1）[1]、別の言い方をすると、「プロフェッションは、自らの関与する分野における公益増進に対して全力で貢献する意思（commit-

図表 1　プロフェッションとは

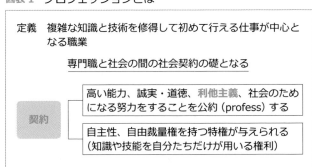

定義	複雑な知識と技術を修得して初めて行える仕事が中心となる職業	
	専門職と社会の間の社会契約の礎となる	
契約	高い能力、誠実・道徳、利他主義、社会のためになる努力をすることを公約（profess）する	
	自主性、自由裁量権を持つ特権が与えられる（知識や技能を自分たちだけが用いる権利）	

Cruess S, *et al.* 2002（一部改変）

ment）を公約する（profess）。この意思とその実践は、プロフェッションと社会契約（social con-tract）の基礎となり、その見返りにプロフェッションに対して実務における自律性（autonomy）と自己規制（self-regulation）の特権が与えられる」としている（野村英樹訳）[2]。

Arnold と Stern[3] は、臨床能力・コミュニケーションスキル・倫理的・法律的理解の土台の上に立つ、卓越性・人間性・説明責任・利他主義の4つの柱がプロフェッショナリズムを支えていると定義している（図表2）。その後、米欧内科3学会（米国内科専門医会・米国内科学会・欧州内科学会）・組織合同は、「新ミレニアムにおける医のプロフェッショナリズム：医師憲章2002」[4]を作成し、原則と責務を提示した（図表3）。このように、プロフェッショナリズムは、時代や職種を越え、責任ある職業として理念が語られてきた。

図表2　Arnold と Stern によるプロフェッショナリズムの定義

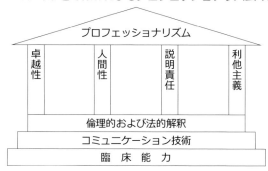

大生定義　訳（一部改変）

図表3　新ミレニアムにおける医のプロフェッショナリズム：医師憲章2002

※作成：米欧内科3学会・組織合同による Medical Professionalism Project メンバー

基本的原則（Fundamental Principles）
　　患者の福利優先の原則
　　患者の自律性（autonomy）に関する原則
　　社会正義（social justice、公正性）の原則

プロフェッショナルとしての一連の責務（A Set of Professional Responsibilities）
　　プロフェッショナルとしての能力に関する責務（commitment）
　　患者に対して正直である責務
　　患者情報を守秘する責務
　　患者との適切な関係を維持する責務
　　医療の質を向上させる責務
　　医療へのアクセスを向上させる責務
　　有限の医療資源の適正配置に関する責務
　　科学的な知識に関する責務（科学的根拠に基づいた医療を行う責務）
　　利害衝突に適切に対処して信頼を維持する責務
　　プロフェッショナル（専門職）の責任を果たす責務

認定内科専門医会会長諮問委員会（プロフェッショナリズム委員会）　訳
内科専門医会誌 Vol. 18, No.1 2006 February

　私たちは薬剤師であり、プロフェッションに分類される職業である。プロフェッショナリズムの考え方は主に、医師や医学部から発展的に展開したが、薬剤師も全く同じ土俵にいる。薬物そのものの知識はもとより、薬物治療の研鑽を積み、患者という他者への貢献が必然とされる職業であることを忘れてはならない。実習中に、ぜひ薬剤師業務の重要性と責務を実感していただきたい。

2 医療倫理とその実践

　倫理とは「人として守るべき道。道徳。モラル」（大辞林）である。他の辞書での定義と比較しても、ほとんど差がない。すでに私たちは人としての守るべき道を過去の社会生活や学校生活から学んでいる。したがって、実習先での行動も、普通にしていれば倫理規範に抵触することはないはずである。

　少し範囲を狭めて、医療倫理となるとどうであろうか。すぐに思い浮かぶのは、1964年6月の第18回世界医師会（WMA）総会（ヘルシンキ（フィンランド））で採択されたヘルシンキ宣言であろう。これは、人を対象とする医学研究の倫理である（https://www.med.or.jp/doctor/international/wma/helsinki.html）。あるいは、Beauchamp と Childress が 1979年に提唱した「医療倫理の4原則」（自律尊重（respect for autonomy）、無危害（non-maleficence）、善行（beneficence）、正義（justice））を思い浮かべるかもしれない[5]。これは、臨床や研究を含む医療全体をカバーする内容となっている。倫理について調べてみると、複数の書物や論文が出されていることから、いつの時代でも倫理は大きな課題となっていることが推察できる。また、何か事件があれば、結果として「倫理観の喪失」として議論を終結させることもある。では、なぜ医療にこのような医療倫理が必要なのであろうか。

　医療倫理を代表とする職業倫理の定義は、専門職（プロフェッション）に求められる行動や言動に対する定義とされている。医師、薬剤師、看護師といった医療専門職は、高度の専門性とそれを保証する厳格な国家資格を有する。それ故、承認される職務遂行上の自律性などが特徴となる。具体的には、医療において一定の裁量権が与えられているうえに、患者の個人情報に踏み込むことである。したがって、倫理規範を示し、それに従うことで一定の規律が保たれるような構造となっている。また、これらは個人に当てはまるだけでなく、薬局や病院といった組織にも当てはまる。「個」も「組織」も一定の規律をもって業務を実践しなければならない。

　学生は、日本薬剤師会が示す「薬剤師綱領」および「薬剤師行動規範」（https://www.nichiyaku.or.jp/assets/uploads/about/kouryo20180226.pdf）には、一度、目を通しておくべきである。その際、おそらく全ての学生が"当たり前"と思うことであろう。しかし、実習中にこれらの規範を全て守りながら行動できているだろうか。学生は、日誌を書くなど1日を振り返る際に、これらの綱領や規範を遵守できたかについて確認してもらいたい。

3 コミュニケーションの重要性と実践

　コミュニケーションの意義や重要性について、学生は実務実習を受ける前に大学の講義で十分に学んでいるので、その詳細はここでは述べない。しかし、学生が実際に患者、指導者、他の医療従事者と接するとき、必ず一度はつまずき、冷や汗をかく。十分に情報を整理し、セリフまで詰めてあったとしても、極度の緊張を強いられる。それは、慣れないことをするからである。誰でもはじめの一歩は緊張するが、学生にはその一歩を積極的に踏んで欲しい。何故なら、患者が初めて来院した時、どの医療者にとってもその患者の情報は「無」だからである。患者が助けて欲しいと思う気持ちと、医療者が救いたいと思う気持ちが作り出す状況のみが出発点であり、他には何もない。医療提供の場を作る土台がコミュニケーションといっても過言ではない。

---

* 日本の哲学者（昭和 35（1960）～平成 19（2007）年）

コラム　挨拶の重要性

　よく「挨拶は大切」というが、皆さんは毎日気持ち良く挨拶を交わしているだろうか。小学生の時は、大きな声で挨拶していたはずなのに、大学生になると、こちらが挨拶をしても返してくれなかったり、ビックリされたりすることがある。

　では、なぜ挨拶が必要なのだろうか。理由は複数あるが、「相手への尊敬や親愛の気持ちを表す」ことを第一に採り上げたい。患者とコミュニケーションをとる時、いきなり本題から入る人はまずいないだろう。「こんにちは。今いいですか？」など、挨拶することから会話は始まる。日常共通の話題がない世代であっても、常に挨拶をしていれば、いざ話をしなければならなくなった時、その敷居は低くなる。また、常に挨拶をしていれば、当然相手から感じ良く思われ、名前も積極的に覚えてくれる。どこをとっても良いことばかりである。

　ましてや挨拶をする習慣は、言語は違えど、万国に存在するグローバルスタンダードである。"おはよう"の挨拶は1日の始まりの潤滑剤。ぜひ、実行して欲しいし、実習が終わってからも続けて欲しい。

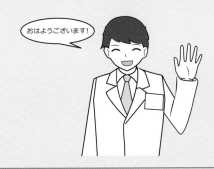

　患者の現在の医学的状況については医師が診断するとしても、これから行う治療の適正化のためには、既往歴、アレルギー歴、持参薬や服薬状況などの情報を正しく患者から引き出さなくてはならない。患者本人からすれば、アドヒアランスが悪いことなど言いたくないだろうし、数年前に起きたアレルギーなど忘れていることがある。また、「学生」という立場や、「若い」というだけで患者に相手にされなかったり、たった1回の不適切な言葉遣いで患者の信用を失うこともある。さらに学生側の過度な緊張も、情報を得るにはマイナスに働くこともある。その時には、ひとまず相手の気持ちになって考えることを勧める。また、しばらく時間を置く方法や、「私メッセージ」で自分の意見を伝えるなどの方法がある。

コラム　私メッセージ

　「私メッセージ」とは、「私」に焦点を合わせて自分の考えや気持ちを伝えることである。主語に「私は〜」がつくことから、このように呼ばれている。

　人に注意をする時、言い方が頭ごなしだと、相手は伝えられた内容を理解するより先に不快感を覚えてしまう。つまり、言われた相手は人格が否定されたと解釈してしまうのである。

　例えば、あなたが強面の指導薬剤師に意見を言いたいとする。「先生のおっしゃることは間違っていると思います。エビデンスは○○ですから、正しいのは△△です」と言うのか、「◇◇というエビデンスが出ていました。先生は先ほどこのようにおっしゃっていましたが、私は自分の考え方の方が今回の薬物治療には適していると思います」と言うのか…。どちらが言いやすく、また、角を立てずに受け容れられるだろうか。

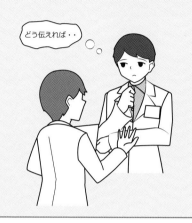

どう伝えれば‥

　時と場合によって、上手に「私メッセージ」を活用して欲しい。

　これまでの学生実習における指導者としての経験から、学生は誰に対しても礼儀正しく、丁寧な言葉遣いで、一生懸命接することが重要であると伝えたい。確認のためにメモをとり、間違いを起こさないために復唱する。患者や他の医療従事者からの質問には、その場で答えず、一度持ち帰って調べ、指導薬剤師と精査を重ねたうえで回答するなど、チェックする仕組みを作っておくと円滑な実習ができるといえる。また、そのプロセスを実習中に自己の習慣として身につけるよう心掛けて欲しい。

　なお、学生は適切な敬語を使えるように日頃から意識して訓練しておくことが大切である。

コラム　服装の重要性

　平成17（2005）年に出版された竹内一郎の「人は見た目が9割」という本をご存知であろうか。平成25（2013）年には同じ著者から「やっぱり見た目が9割」も出版されている。当時、ベストセラーになった本であり、面白おかしく読んだ記憶がある。

　ところで、学生の皆さんはすでに非言語コミュニケーションの重要性を理解しているであろうが、まさに見た目が人に与える影響は大きい。しかし、医療人の見た目には「イケメン」とか、人目を引くような「美人」などは求められていない。まず、髪をスッキリさせ、清潔感があること―。これが重要である。

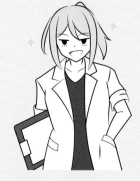

　当然、洗濯された白衣の前ボタンは締め、靴も綺麗なものを履く。白衣の前ボタンを締めるのは、医薬品や機器を扱う薬剤師にとって、医療安全や衛生面にも貢献することになる。医療を扱ったTVドラマなどでは、白衣の前を開けて颯爽と歩くパターンがおなじみだが、正直言って医療の世界では、あのような姿は「危険でだらしない」、「格好が悪い」方に分類される。

4 医療安全の理解と実施

　実習後の学生は、必ずといっていいほど「医療安全の重要性と実感した」と報告してくれる。医療を実践するうえで、医療安全が担保されていることは大前提である。しかし、医療安全を座学で伝えることは難しい。字面では理解できても、実際の医療現場を体験してみないとその切実さは理解できない。では、医療安全とは何をいうのであろうか。

　医療を行ううえで、患者の安全を確保することは自明である。医療安全が日本でにわかに注目されるようになったのは、平成 11（1999）年 1 月に横浜市立大学病院において、肺手術と心臓手術の患者を取り違えて手術した事件が発端であろう。その後、医師 4 名と看護師 2 名が業務上過失傷害容疑で起訴されたことから、医療安全についての社会的関心が高まった。また、同年 2 月に都立広尾病院にて、看護師が消毒液をヘパリン加生理食塩水と取り違えて静脈内に投与し、患者が死亡した事件では、医師が医師法第 21 条違反容疑で起訴された。これらの事件等を契機に、医療事故の警察への届出が増加することになった。なお、主な医療安全の経緯は厚生労働省のホームページにわかりやすく掲載されているので、そちらも参照してもらいたい（https://www.mhlw.go.jp/stf/seisakunitsuite/bunya/kenkou_iryou/iryou/i-anzen/keii/index.html）。

　実習では、随所に医療安全とその担保のためのチェック機能や仕組み、仕掛けを見ることができる。処方箋監査一つにしても、薬物相互作用のチェックが機械的にかけられるし、疑義照会自体が医療安全の機能そのものである。OSCE（Objective Structured Clinical Examination：客観的臨床能力試験）で実施される指差し確認もチェック方法の一つであるし、スタッフマニュアル、医薬品の安全使用のための手順書、麻薬・向精神薬取扱いマニュアルなどはどこの病院にも存在する。その他にも多数のマニュアルがあるので、実習生は必ず確認して欲しい。

　では、これほどまでに医療安全を気にかけているのになぜ医療事故は起きるのか。もっともシンプルな理由は、私たちは「人」であり、体力、知力、精神力全てにおいて限界があるからである。「機械」は電源が確保されれば、そのスペック内で命令された仕事は確実にこなす。しかし、私たちの力は有限である。どんなに優秀な人でも、疲労が蓄積すればミスが増える。業務が多忙だからといって、断続的に仕事を続けるのは土台無理である。また、小さなミスも積もれば大きなインシデントに繋がることを、学生はすでにハインリッヒの法則（図表 4）をもって知っているはずである[6]。日本では最初に防災の観点からこの法則が取り入れられたが、医療でもわかりやすく理解できる法則である。

図表 4　ハインリッヒの法則

1 件の
重大な事故

29 件の
軽微な事故

300 件の異常
（ヒヤリ・ハット）

学生が実習に入る前に、体調管理についてしつこく言われるのは、これらの理由からである。実習中は、病院のルールを遵守し、自分がリスクにならないことを心がけて欲しい。特に小さなミスでも、インシデントレポートを書く習慣をつけると良い。どんな原因があったのかをしっかり分析しておくことで、次のミスに繋げないような工夫が講じられるからである。

なお、図表5に医療安全に関する言葉とその定義をまとめた。事前に理解したうえで実習に臨んで欲しい。

図表5　医療安全に関する言葉の定義

危機 (crisis)	発生した事故が重篤な障害を起こしている状態。障害の転換期とする考え方もある。あるいは、ある事象に対して悪い結果が予測され、心理的不安感が増大する状況を指す。結果の規模などが構造的に予測できない不確実性のもの（例えば自然災害など）と、一定程度予測可能なパラメトリックなもの（例えばヒューマンエラーなど）とに大別できる。リスクと異なり、発生するかどうかも不明確、もしくは全く予兆がなく、突然発生することもある。
リスク (risk)	将来において発生する危険性のこと。実際に起きた危険はリスクとは言わない。
リスクマネジメント (risk management)	想定されるリスクを予防的に回避し、防ぐための手段を検討すること。事故を起こさないように事態、事象をマネジメントすること。
アクシデント (accident)	実際に起きた障害（リスクとは言わない）。
危機管理 (crisis management)	発生した有害事象を最小限に抑える方法や、早期回復のための対策を検討すること。また、被害極小化と早期の原状回復のための最善の行動をマネジメントすること。
安全 (safety)	人とその共同体への損傷、ならびに人、組織、公共の所有物に損害がないと客観的に判断されること（文部科学省：「『安全・安心な社会の構築に資する科学技術政策に関する懇談会』報告書」（平成16年4月））。
安全学 (safety philosophy)	社会的・人間的な側面も含めて、安全問題とその対処法を分析・探求する学問（日本学術会議安全に関する緊急特別委員会：「安全学の構築に向けて」（平成12年2月28日））。主体的かつ総合的な安全に対する哲学的思想を基礎として、許容できないリスクがない状況を実現する学問。
ガバメント (government)	組織経営層が定めた一定の規則に従って、組織構成員が活動するシステムのこと。拘束力のある統治システム。
ガバナンス (governance)	組織活動に対する関係者全員（医療では患者も含む）により、組織の規則を意思決定し、合意形成するシステムのこと。
院内ラウンド (院内パトロール)	チェックリストに従って現場を点検すること。

一般社団法人日本医療安全学会：「医療安全基本用語集」（Vol.1およびvol.2）より抜粋（一部改変）

5 全人的医療への理解とその実践

全人的とは、「人を、身体や精神などの一側面からのみ見るのではなく、人格や社会的立場なども含めた総合的な観点から取り扱うさま。特に医療現場においては全人的医療と言い、身体的な治療に終始しない総合的医療を意味する語として用いられる」（実用日本語表現辞典）とされる。もう少し噛み砕いて言うと、全人的とは、人を部分だけでなく「全体」として捉えようとする姿勢・視点のことであり、全人的医療とは、生物学的側面や疾患のみにとらわれず、社会面・経済面・心理

面などのさまざまな視点からも捉えて、個々人に合った医療を行おうとするものである。たとえ同じ病名がついたとしても、年齢、性別、社会的背景に応じて選択する治療法は変わる。また、治療の過程でも、患者によって抱える問題が異なることを理解したうえで、医療者は治療を進めていくことが求められる。また、ファーマシューティカルケア（Pharmaceutical Care）という言葉をご存知であろう。世界保健機関（WHO）の定義によると、薬剤師行動の中心に患者の利益を据える行動哲学であるとされている。ここでいう患者の利益とは何なのか。ファーマシューティカルケアとは、薬のことばかりを考えがちな薬剤師に対して、改めて突きつけられた課題なのである。

入院時には患者背景や既往歴を含め、多くの情報が電子カルテに記載される。この段階では、医師、看護師、薬剤師をはじめとする医療従事者等の複数の職種が独自の視点で課題を列挙することになるが、共通のゴールが設定されていないまま議論を進めると、患者にとって最善の策を提案できるとは限らなくなる。そこで、統一見解として患者に対しての全人的な評価が求められる。

有用なツールとして、平成 13（2001）年 5 月の WHO 総会において採択された ICF（International Classification of Functioning, Disability and Health：国際生活機能分類）がある。ICF の対象は障害者だけでなく、全ての人の健康状態を記述できる分類となっており、ICF の活用によって、障害や疾病を持った人やその家族、保健・医療・福祉等の幅広い分野の従事者が、障害や疾病の状態についての共通理解を持つことができるのである。

図表 6 に ICF の構成要素と概観を示す。ICF は「第 1 部：生活機能と障害」と、「第 2 部：背景因子」の 2 つの部門があり、それぞれの構成要素からなる。さまざまな構成要素間の相互作用についての現在の理解をよりよく視覚化したものが図表 7 である。この図式により、ある個人の生活機能は、「健康状態」と「環境因子」、個人因子である「背景因子」との間の相互作用、あるいは複合的な

図表 6　ICF の概観

	第 1 部：生活機能と障害		第 2 部：背景因子	
構成要素	心身機能・身体構造	活動・参加	環境因子	個人因子
領域	心身機能・身体構造	生活・人生領域 （課題、行為）	生活機能と障害への 外的影響	生活機能と障害への 内的影響
構成概念	心身機能の変化（生理的） 身体構造の変化（解剖学的）	能力標準的環境における課題の遂行実行状況 現在の環境における課題の遂行	物的環境や社会的環境、人々の社会的な態度による環境の特徴がもつ促進的あるいは阻害的な影響力	個人的な特徴の影響力
肯定的側面	機能的・構造的統合性	活動・参加	促進因子	非該当
	生活機能			
否定的側面	機能障害 （構造障害も含む）	活動制限、参加制約	阻害因子	非該当
	障害			

・各構成要素は肯定的と否定的の両方の用語から表現可能である。
・各構成要素はさまざまな領域からなり、それぞれの領域はカテゴリーに分かれ、それらが分類の単位となる。個人の健康状況や健康関連状況は適切なカテゴリーコードを選び、それに評価点（qualifiers）をつけることによって記載される。評価点とは数字のコードであり、そのカテゴリーにおける生活機能や障害の程度または大きさ、あるいは環境因子が促進因子または阻害因子として作用する程度を明らかにする。

「ICF（国際生活機能分類—国際障害部類改訂版—）」（WH0）より抜粋

関係とみなされる。これらの相互関係は1つの要素が変化すると、1つ以上の要素を変化させる可能性があることを示している。しかも、必ずしも一対一の関係ではなく、双方向であるため、一つの変化がダイナミックに影響を及ぼすこともあり、本人の健康状態すら変化させることがある。日常の変化を熟考し、さまざまな要因が絡みあい、複数の要因が同時に変化することを想像してもらいたい。そして病気とは、患者のほんの一部の状態を表しているに過ぎないことを再確認して欲しい。

「患者中心の医療」とは何か。学生には考える時間が十分にある。刻々と変化する患者を全人的に評価し、常に患者の視点に立った治療を深く考えて欲しい。

図表7　ICFの構成要素間の相互作用

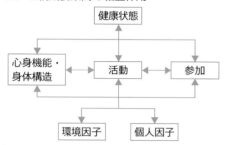

「ICF（国際生活機能分類—国際障害分類改訂版—）」（WHO）より抜粋

参考文献

1) Cruess SR1, Johnston S, Cruess RL. Professionalism for medicine : opportunities and obligations. *Med J Aust*. 2002 Aug 19 ; 177 (4) : 208-11.
2) 野村英樹：健康保険制度における「プロフェッションの自律」内科系学会社会保険連合「ワークショップ」「プロフェッショナリズムと保険診療」
http://www.naihoren.jp/gijiroku/gijiroku104/104gian3-1.pdf
3) Arnold L, Stern DT. What is Medical Professionalism? in Stern DT (ed) : Measuring Medical Professionalism. Oxford University press New York 2006 p15-37.
4) ABIM Foundation. American Board of Internal Medicine ; ACP-ASIM Foundation. American College of Physicians-American Society of Internal Medicine ; European Federation of Internal Medicine. Medical professionalism in the new millennium : a physician charter. *Ann Intern Med*. 2002 Feb 5 ; 136 (3) : 243-6.
5) Beauchamp TL, and Childress JF. Principles of Biomedical Ethics. 5th ed. Oxford University Press, 2001（立木教夫　他　監訳：「生命医学倫理第5版」、麗澤大学出版会、2009）.
6) H.W. Heinrich. Relation of Accident Statistics to Industrial Accident Prevention. PROCEEDINGS OF THE Casualty Actuarial Society 1929-1930,Vol. XVI Number 33—No.19, 1929, No.34--May 9, 1930, 1930 Year Book.

参考図書

・日本薬学会　編：「スタンダード薬学シリーズII-1　薬学総論　I．薬剤師としての基本事項」、東京化学同人、2015.
・H.W. ハインリッヒ、D. ピーターセン、N. ルース　著、井上威恭　監修、総合安全工学研究所　訳：「ハインリッヒ産業災害防止論第5版」、海文堂、1982.
・中川吉英：「全人的医療入門—すべての医療関係者のために」、中山書店、2013.
・WHO：「ICF（国際生活機能分類—国際障害分類改訂版—）」
https://apps.who.int/iris/bitstream/handle/10665/42407/9241545429-jpn.pdf?sequence=313&isAllowed=y

実習編

症例を学ぶ前に

　薬学実務実習において、学生はより深く薬物治療を理解することが求められる。特に、病院実習においては、自宅で療養することができない重い状態にある患者を通して薬物治療を理解し、実践する。患者は治療によって好転することもあれば、医療者が最善を尽くしても予期もしない方向に悪転向することすらある。現場の緊張感や切迫感を是非体感してほしい。

　病院実習の特徴は、患者が目の前にいるだけでなく、複数の専門職が同時に働いていることであり、これらの協働なくして病院の業務はあり得ないことである。そのような環境下で、学生は共通の学習到達目標以外に、個々に目標を立てて実習に臨む。例えば、「インシデントを起こさないようにする」、「分からないままにしない」、「実習中に医師に具体的な処方提案をする」、「医師の行動変容を促す提案をする」、「患者にお礼を言ってもらえるような提案をする」など、内容も視点もさまざまであろう。

　そこで重要なのは、「カルテが読める」ことである。すでに病院で働いている薬剤師に、カルテを理解できるのはどのくらいの期間を要するのか尋ねてみると、「病棟で業務を始め、カンファレンスに参加したうえで、1年くらい経ってからようやく全容が見えてくる」そうである。その間、エビデンスを調べ、疾患とその治療を理解するための自助努力をしながらでも1年はかかるのである。そこで、学生には病院実習において「カルテが読める」ことに果敢に取り組んで欲しい。専門用語だらけ、略語だらけのカルテが病院の専門職の共通の土台であるが、実習生として、ぜひそこに参加して欲しいのである。「カルテが読める」という意味は、狭義では医療人としての知識を広げることに過ぎないが、広義では多様性を享受し、自己研鑽をするというプロセスを身につけることになる。したがって、どんな職業に就いても有効な体験であるといえるだろう。

　病院の電子カルテシステムによっては、学生記入欄があり、そこに書き込みができるようになっているものもある。その場合、指導薬剤師は学生が責任をもって記録を完成させるまで対応して欲しい。また、システムがなければ、ノートなどを活用すれば良い。一連の流れを体験することにより、少しでも「カルテが読める」ようになれば、より薬物治療に対する理解が深まるだろう。さらに、前項で示した「全人的な治療になっているか」、「倫理的に問題はないか」など、より包括的な視点で患者の治療を見ることが可能となろう。

　本書の実習編（p.25〜）では、実習中に学ぶべき代表的8疾患（資料編 p.158 参照）のカルテを採り上げた（症例については Case 1〜10 の 10 症例）。カルテ記載（SOAP 方式*）を通して、学生がどう考え、指導薬剤師とどのようなディスカッションを経て医師に処方提案していくか、さらには学生カルテの記録まで、その一連の流れを示した。あくまで一つの例に過ぎないが、実習の実施に役立てられれば幸いである。

---

* 対象者の問題点を抽出して、Subjective（主観的情報）、Objective（客観的情報）、Assessment（評価）、P（Plan：計画（治療））の 4 つの項目に沿って記載していく方式。

実習編で用いられる共通略語一覧

略号	正式名称	日本語
ADL	activities of daily living	日常生活動作
AUC	area under the blood concentration time curve	薬物血中濃度-時間曲線下面積
BMI	body mass index	体格指数
BP	blood pressure	血圧
BSA	body surface area	体表面積
BT	body temperature	体温
C_{max}	maximum drug concentration	最高血中濃度
CT	computed tomography	コンピューター断層撮影
CTCAE	Common Terminology Criteria for Adverse Events	有害事象共通用語規準
CYP	cytochrome P450	シトクロム P450
HR	heart rate	心拍数
JCS	Japan Coma Scale	ジャパン・コーマ・スケール
L/D	laboratory data	臨床検査値
PaO_2	partial pressure of arterial oxygen	動脈血酸素分圧
PET	positron emission tomography	陽電子断層撮影
PS	Performance Status	全身状態
SpO_2	saturation of percutaneous oxygen	動脈血酸素飽和度

※その他については、各 Case に脚注として記載。

実習編で用いられる臨床検査値一覧

略称・表示名	項目名	当院[1] 基準範囲 （またはカットオフ値）
ALB	アルブミン	4.1〜5.1 g/dL
ALP[2]	アルカリ性フォスファターゼ	106〜322 U/L
ALT（GPT）	アラニントランスアミナーゼ	男性：10〜42 U/L 女性：7〜23 U/L
AMY	αアミラーゼ	44〜132 U/L
APTT[3]	活性化部分トロンボプラスチン時間	26.9〜38.1 秒
AST（GOT）	アスパラギン酸トランスアミナーゼ	13〜30 U/L
BA	好塩基球比率	0〜1%
BNP	ヒト脳性ナトリウム利尿ペプチド	18.4 pg/mL 以下
Ca	カルシウム	8.8〜10.1 mg/dL
CA19-9	糖鎖抗原	35.43 U/mL 以下
Ccr[4]	クレアチニンクリアランス	―
CEA	癌胎児性抗原	4.76 ng/mL 以下

略称・表示名	項目名	当院[*1] 基準範囲 （またはカットオフ値）
ChE	コリンエステラーゼ	男性：240〜486 U/L 女性：201〜421 U/L
CK（CPK）	クレアチンキナーゼ	男性：59〜248 U/L 女性：41〜153 U/L
CK-MB	クレアチンキナーゼ MB	男性：5.2 ng/mL 以下 女性：3.1 ng/mL 以下
Cl	クロール	101〜108 mmol/L
CRE	クレアチニン	男性：0.65〜1.07 mg/dL 女性：0.46〜0.79 mg/dL
CRP	C 反応性蛋白	0.00〜0.14 mg/dL
CYFRA	シフラ（サイトケラチン 19 フラグメント）	2.1 ng/mL 以下
Cys-C	シスタチン C	男性：0.60〜0.98 mg/dL 女性：0.49〜0.82 mg/dL
D-ダイマー	D-ダイマー	1.1 μg/mL 未満
eGFR[*5]	推算糸球体濾過量	―
EOS	好酸球比率	1〜5%
Fe	血清鉄	40〜188 μg/dL
FER	フェリチン	男性：50.0〜200.0 ng/mL 女性：12.0〜60.0 ng/mL
HbA1c	グリコヘモグロビン A1C	4.9〜6.0%
HBs 抗原	HBS 抗原	―
HBs 抗体	HBS 抗体	10.0 mIU/mL 未満
HCT	ヘマトクリット値	男性：40.7〜50.1% 女性：35.1〜44.4%
HCV 抗体	HCV 抗体	―：1.0 C.O.I. 未満 陽性：1.0 C.O.I. 以上 低力価陽性：1.0〜4.9 C.O.I. 中力価陽性：5.0〜49.9 C.O.I. 高力価陽性：50.0 C.O.I.〜
HDL-CHO	HDL コレステロール	40 mg/dL 以上
HGB	ヘモグロビン濃度（血色素量）	男性：13.7〜16.8 g/dL 女性：11.6〜14.8 g/dL
IP	無機リン	2.7〜4.6 mg/dL
K	カリウム	3.6〜4.8 mmol/L
KET	ケトン体	―
LD（LDH）	乳酸脱水素酵素	124〜222 U/L
LDL-CHO	LDL コレステロール	140 mg/dL 未満
LY	リンパ球比率	25〜45%
MCH	平均赤血球ヘモグロビン量	27.5〜33.2 pg

略称・表示名	項目名	当院[*1]基準範囲 （またはカットオフ値）
MCHC	平均赤血球ヘモグロビン濃度	31.7〜35.3%
MCV	平均赤血球容積	83.6〜98.2 fL
Mg	マグネシウム	1.8〜2.3 mg/dL
MO	単球比率	4〜7%
Na	ナトリウム	138〜145 mmol/L
NH_3	アンモニア	12〜66 μg/dL
PLT	血小板数	158〜348×10^3 個/μL
PRO	尿蛋白	—
ProGRP	プロG（ガストリン放出ペプチド前駆体）	74.7 pg/mL 以下
PT-INR	プロトロンビン時間（国際標準比）	0.90〜1.14
RBC	赤血球数	男性：4.35〜5.55×10^6 個/μL 女性：3.86〜4.92×10^6 個/μL
RET	網状赤血球（レチクロ）	0.76〜2.22%
SEG	好中球（分節核球）比率	45〜55%
ST.	好中球（桿状核球）比率	3〜6%
T-BIL	総ビリルビン	0.4〜1.5 mg/dL
TP	総タンパク	6.5〜8.1 g/dL
UA	尿酸	7.0 mg/dL 以下
UIBC	不飽和鉄結合能	男性：111〜255 μg/dL 女性：137〜325 μg/dL
UN	尿素窒素	8〜20 mg/dL
WBC	白血球数	3.3〜8.6×10^3 個/μL
γ-GTP、γ-GT	γグルタミルトランスペプチダーゼ	男性：13〜64 U/L 女性：9〜32 U/L
アミラーゼ	αアミラーゼ	44〜132 U/L
アンモニア	アンモニア	12〜66 μg/dL
カルシウム	カルシウム	8.8〜10.1 mg/dL
血沈-60	赤血球沈降速度 60 分値	男性：2〜10 mm 女性：3〜15 mm
血糖	血糖	73〜109 mg/dL
コリンエステラーゼ	コリンエステラーゼ	男性：240〜486 U/L 女性：201〜421 U/L
総コレステロール	総コレステロール	125〜219 mg/dL
中性脂肪	中性脂肪	35〜149 mg/dL
鉄	血清鉄	40〜188 μg/dL
トロポニン I	心筋トロポニン I	男性：34.2 pg/mL 以下 女性：15.6 pg/mL 以下

略称・表示名	項目名	当院*1 基準範囲 （またはカットオフ値）
抱合型ビリルビン	抱合型ビリルビン	0.0〜0.2 mg/dL

※その他については、各 Case に脚注として記載。

*1 「検査報告書の見方　第 9 版」（千葉大学医学部附属病院検査部作成）を改変。

*2 ALP は、2020 年 4 月より 1 年以内を目標に測定法が変更される。本書の症例では、旧来の測定方法による結果を用いているため、本表も従来のものを掲載している（新しい方法による測定値より、3 倍程度の値を示す）。

*3 APTT：activated partial thromboplastin time

*4 Ccr：creatinine clearance

*5 eGFR：estimated glomerular filtration rate

編註

※実習編ではカルテの内容に基づき、実習生（学生）と指導薬剤師がディスカッションを展開し、医師への疑義照会や処方提案、患者へのヒアリング等を行います。

※各 Case における会話の発言者について、実習生は 学生 、指導薬剤師は 指導 、新人薬剤師は 新・薬 、患者は 患者 、医師は 医師 等と表記しました（Case 11 は実習生が複数であるため、 学生① 、 学生② 、 学生③ との表記になっています）。

高血圧症

1 入院時患者情報

■ 患者
　75歳・男性

■ 診断名
　左側舌がん、高血圧

■ 入院目的
　舌がん術後/化学放射線療法目的に入院

■ 現病歴

2017/12	：舌の違和感を自覚したが、放置していた。
2019/09	：左下臼歯の動揺が著しかったため、かかりつけ歯科医院にて抜歯をした。その際に舌の動きの悪さを指摘された。
2019/10	：舌の動きにくさ、嚥下痛を自覚した。
2019/12/12	：精査加療目的にて歯科・顎・口腔外科へ紹介受診。
2019/12/15	：生検施行し、左側舌がんの診断を得た。
2020/1/15	：入院
2020/1/17	：舌亜全摘・両側頸部郭清術・大胸筋皮弁再建術施行。
2020/4/14	：一時退院。

※今回、術後の化学放射線療法を目的に4/20入院となった。

■ アレルギー
　なし

■ 既往歴
　63歳：慢性閉塞性肺疾患[*1]
　65歳：高血圧
　70歳：誤嚥性肺炎
　75歳：両下肢閉塞性動脈硬化
　75歳：舌がん

■ 生活歴
　喫煙歴：40本×40年（63歳で禁煙）、飲酒歴：毎日ビール500 mL程度、同居家族：長男

■ 入院時現症
　身長：159 cm、体重：51 kg、BMI：20.2 kg/m^2、BSA（DuBois）：1.51 m^2、BP：102/62 mmHg

■ 入院時検査所見

AST（GOT）：16 U/L	ALT（GPT）：14 U/L	LD（LDH）：92 U/L

[*1] COPD : chronic obstructive pulmonary disease

ALP：225 U/L　　　　γ-GTP：22 U/L　　　　TP：7.1 g/dL

ALB：3.5 g/dL　　　　T-BIL：0.4 mg/dL　　　UA：5.3 mg/dL

UN：14 mg/dL　　　　CRE：0.94 mg/dL　　　Na：138 mEq/L

K：4.6 mEq/L　　　　Ca：9.0 mg/dL　　　　WBC：7.8×10^3 個/μL

HGB：11.0 g/dL　　　HCT：34.0%　　　　　PLT：475×10^3 個/μL

SEG：54.3%　　　　　EOS：3.2%　　　　　　BA：0.6%

MO：6.7%　　　　　　CRP：0.07%

■ 入院時持参薬

・当院（歯科・顎・口腔外科からの処方）

カンデサルタン錠 4 mg「あすか」	1回2錠（1日1回）	朝食後	散薬
※血圧 120 mmHg 未満で Skip			
テノーミン錠 25 mg	1回2錠（1日1回）	朝食後	散薬
エペリゾン錠 50 mg「トーワ」	1回1錠（1日2回）	朝夕食後	散薬
ランソプラゾール OD 錠 15 mg「サワイ」	1回1錠（1日1回）	朝食後	
アロプリノール錠 100 mg「サワイ」	1回1錠（1日1回）	朝食後	散薬
ビソルボン細粒 2%	1回0.2 g（1日3回）	朝昼夕食後	
セパミット-R 細粒 2%	1回1.0 g（1日2回）	朝夕食後	
※血圧 120 mmHg 未満で Skip			
リバロ OD 錠 1 mg	1回1錠（1日1回）	朝食後	
クロピドグレル錠 75 mg「SANIK」	1回1錠（1日1回）	朝食後	散薬
アスピリン	1回0.1 g（1日1回）	朝食後	
アノーロエリプタ 30 吸入用	1回1吸入（1日1回）	朝食後	
ゾルピデム OD 錠 5 mg「EE」	1回1錠	不眠時	

■ 入院後経過

　4/20 に入院、同日から放射線照射開始（60 Gy/30 fr）となり、4/24 と 5/15 にシスプラチン（100 mg/m²）を投与した。放射線とシスプラチンによる大きな有害事象は出現していないが、最近低血圧によると思われる頭痛やふらつきを訴えており、医師から降圧剤について相談があった。

2 薬学的管理と経過

（1）6 月 1 日　ガイドラインに基づいた降圧薬の調節①

①医師からの相談

歯口科医師　患者の○○さんが最近頭痛やふらつきを訴えています。放射線やシスプラチンによる有害事象というよりは、血圧が低すぎるからではないかと思っていまして、降圧剤の処方を見直そうと思っています。ご意見をもらえませんか？

指導　わかりました。考えてみます。

テノーミン：アテノロール、ビソルボン：ブロムヘキシン、セパミット：ニフェジピン、リバロ：ピタバスタチン、アノーロ：ウメクリジニウム・ビランテロール

[歯口医師] よろしくお願いします。

②薬剤部にて①

[指導] 降圧薬の調節について医師から相談を受けました。一緒に○○さんの降圧薬について考えてみましょう。

[学生] わかりました、考えてみます。

[指導] まずは○○さんが現在服用している内服薬の把握です。カルテや担当の看護師さんに聞いて情報収集しましょう。

[学生] はい。

③情報収集

[学生] すみません。○○さんが今飲んでいる薬を教えていただけますか？

[看護師] はい、これが薬の内服指示箋ね。今は経管チューブから薬を投与しているけれど…。薬の種類が多くて大変なのよ。

[学生] 最近の血圧はどれくらいですか？

[看護師] 低いわね。最近は上が100台、下が60台のことが多いわよ。

[学生] ありがとうございます。

④薬剤部にて②

[学生] 看護師さんに現在の内服指示箋のコピーをもらいました。

[指導] この内服指示を見て、どう思いますか？

[学生] そうですね、降圧薬が複数処方されています。降圧薬が多すぎて血圧が低くなってしまったのではないでしょうか。頭痛やふらつきは血圧が低すぎるために起こっているのだと思います。[解説1] どれか試しに中止してみるのはどうでしょうか？

[指導] 良い視点ですね。では、どの降圧薬を止めますか？

[学生] …うーん、それはわかりません。

[指導] では、いろいろな視点から考えてみましょう。高血圧のガイドラインも参考にすると良いですね。

[学生] はい、わかりました。

(2) 6月2日　ガイドラインに基づいた降圧薬の調節②

①薬剤部にて

[指導] どうですか？　考えてみましたか？

[学生] はい、「高血圧治療ガイドライン」で調べてみました。[解説2] 現在、○○さんは降圧薬としてカンデサルタン、テノーミン、セパミットの3剤を使用しています。○○さんには頻脈や心不全といった合併症はありませんので、β遮断薬のテノーミンをまず中止するというのはどうでしょうか？

[指導] 良いと思いますよ。

[学生] セパミットも「血圧120 mmHg未満でSkip」との指示があるので、飲まない場合もある

ようですから、一旦止めてみても良いかもしれません。「高血圧治療ガイドライン」にも「原則単剤で治療を開始する」と書いてありますし、これでカンデサルタン1剤だけになります。

指導 だいぶスッキリしましたね。ところでカンデサルタンについてですが、私はエナラプリルM錠への変更を提案しようかと思っています。

学生 え？　どうしてですか？

指導 肺炎の既往があるでしょう？　それにエナラプリルM錠は粉砕しなくても水に溶けやすいから、経管投与中の患者さんには適しているのではないかと考えます。どうでしょうか？ 解説2

学生 あぁ…。そうか…勉強になります。

指導 ただし、一度に変更し過ぎかもしれませんから、医師に相談する必要がありますね。ディスカッションに行きましょう。

②医師とのディスカッション

学生 先生、○○さんの降圧薬のことでお話があるのですが、今、お時間よろしいでしょうか？

歯口科医師 大丈夫ですよ。

学生 心不全などの合併症が特にないようですので、まずテノーミンの中止を提案します。また、skip することもあるセパミットもいったん中止でいかがでしょうか？

歯口科医師 たしかに○○さんは心不全や頻脈ではありませんね。そうしましょう。

学生 それから、カンデサルタンをエナラプリルM錠に変更することもご検討いただければと思います。

歯口科医師 それはどうしてですか？

学生 ○○さんには肺炎の既往があり、さらにエナラプリルM錠は水に溶けやすいので、経管投与中の○○さんの服薬管理が楽になると思います。

歯口科医師 なるほど、そうしてみます。ありがとう。

学生 あの、ちょっと一度に変更し過ぎでしょうか？

歯口科医師 うーん、そうですねぇ…。ただ、入院期間はまだまだ長いので、今後の血圧を見て、必要に応じてまた調節していこうと思います。

学生 わかりました。

ディスカッションの結果、6月3日より処方変更
カンデサルタン錠、テノーミン錠、セパミットR細粒 → 中止
エナラプリルM錠2.5mg　1回1錠（1日1回）　朝食後 → 開始

◆6月2日　学生カルテ

#複数の降圧薬に関連した過度の降圧
S
・（医師より）最近頭痛やふらつきを訴えています。既往に誤嚥性肺炎のある患者さんです。

O

・BP：100 台/60 台 mmHg

・内服薬（経管投与）

　カンデサルタン錠 4 mg「あすか」　1 回 2 錠（1 日 1 回）　朝食後　散薬
　　※血圧 120 mmHg 未満で Skip

　テノーミン錠 25 mg　　　1 回 2 錠（1 日 1 回）　　朝食後　散薬

　セパミット-R 細粒 2%　　1 回 1.0 g（1 日 2 回）　朝夕食後
　　※血圧 120 mmHg 未満で Skip

・既往歴：誤嚥性肺炎（70 歳）

A

・複数の降圧薬使用により過度の降圧となり、頭痛やふらつきが生じていると思われる。降圧薬の減量を検討すべきと思われる。主要降圧薬の積極的適応となる疾患はないため、テノーミンとセパミットは中止しても良いかもしれない。

・誤嚥性肺炎の既往があるため、ARB[*2] より ACE 阻害薬[*3] が望ましいと思われる。

・内服薬は経管投与しているため、OD 錠や散剤の方が管理しやすい。

P

・テノーミン、セパミットの中止提案

・カンデサルタンからエナラプリル M 錠への変更提案

（3）6 月 5 日　カルシウム拮抗薬とグレープフルーツとの相互作用に関する服薬指導①

> 降圧剤変更後、血圧が 140-150/70-80 mmHg 程度に上昇しているため、次の薬剤を追加
> アムロジピン OD 錠 2.5 mg　1 回 2 錠（1 日 1 回）　朝食後 → 追加

①薬剤部にて

指 導　今度は血圧が上がってしまいましたか…。やはり一度に多くの降圧薬を変更したことが影響したのかもしれませんね。一剤ずつ変更して様子を見るという方法でも良かったかもしれません。

学 生　はい。

指 導　今回はアムロジピンが追加されたようですね。○○さんに服薬指導を行いましょう。

学 生　わかりました。準備します。

②服薬指導

学 生　○○さん、こんにちは。血圧を下げる薬をいくつか中止したら、今度は逆に上がり気味になってきたので、別の降圧薬アムロジピンが追加になりました。

----

*2 ARB（angiotensin Ⅱ receptor blocker）：アンジオテンシンⅡ受容体拮抗薬
*3 ACE 阻害薬（angiotensin converting enzyme inhibitor）：アンジオテンシン変換酵素阻害薬

患 者	そうですか。
学 生	このお薬の注意点ですが、ふらつきが起こる場合があることと、グレープフルーツジュースを飲まないようにすることです。
患 者	残念だなぁ…。柑橘系の果物が大好きなんですが、ほかの柑橘系もダメなんでしょうか？一口でもダメですか？
学 生	え、えっと…？
指 導	○○さん、このことについては、彼（彼女）の宿題にさせてもらって良いですか？　次回またお話させてください。
患 者	はい、よろしくお願いします。

◆ 6月5日　学生カルテ

> **#アムロジピンの服薬指導**
> **S**
> ・（患者より）柑橘系の果物が大好きなんですが、ほかの柑橘系もダメなんでしょうか？　一口でもダメですか？
> **O**
> ・降圧薬変更後のBP：140-150/70-80 mmHg
> ・6/5 に追加された薬剤：アムロジピン OD 錠 2.5 mg　1回2錠（1日1回）　朝食後
> **A**
> ・アムロジピンはグレープフルーツジュースとの相互作用は比較的小さいが、柑橘類の種類によって影響は異なる。患者の趣向に合わせた指導を行うべきである。
> **P**
> ・患者の好みの柑橘類を聴取したうえで、再度服薬指導を行う。
> ・アムロジピン追加後の血圧と自覚症状の確認。

（4）6月6日　カルシウム拮抗薬とグレープフルーツとの相互作用に関する服薬指導②
①薬剤部にて

学 生	例の宿題のことですが、調べてみたら雑誌（月刊薬事 2008.11（Vol.50 No.12）119-124）[1] に載っていました。アムロジピンは比較的グレープフルーツの影響を受けにくいみたいですね。
指 導	そうですか。柑橘類の種類についてはどうでしょうか？
学 生	柑橘類の種類によって避けた方が良いものと、避けなくても良いものがあるようですが…。
指 導	そのとおりです。○○さんに普段よく食べる柑橘類は何か聞いてみましょう。それをふまえて服薬指導を行います。[解説 3]
学 生	はい。

②患者との会話

| 学 生 | ○○さん、昨日のお話についてもう少し詳しく教えて欲しいんですが、柑橘類は何がお好きなんですか？

| 患 者 | みかんが特に好きですね。

| 学 生 | そうですか。みかんであればたくさん食べなければ大丈夫だと思います。アムロジピンは柑橘類の影響を比較的受けにくいお薬ですし、みかんもお薬に与える影響は小さいとされていますので。

| 患 者 | そうなんですか。良かったです。

| 学 生 | 追加したお薬を始めて、また頭痛やふらつきといった症状があるようなら教えてくださいね。

| 患 者 | はい、わかりました。

> ※6月7日以降：アムロジピン追加後の血圧は収縮期血圧 120-130 mmHg となり、コントロール良好となった。

3 解説

▶解説 1　高血圧治療の目的と注意点

　高血圧治療の目的は、高血圧の持続によってもたらされる脳心血管病の発症・進展・再発を抑制することであるが、血圧の下げ過ぎ（過降圧）にも注意が必要である。「高血圧治療ガイドライン」によると、「収縮期血圧（SBP）120 mmHg 未満（高齢者では 130 mmHg 未満）に降圧された場合には、過降圧すなわち血圧低下による有害事象の発現に注意を要する」とされている[2]。本症例においても過降圧によると思われる頭痛、ふらつきが生じている。

▶解説 2　「高血圧治療ガイドライン」に基づいた降圧薬の調節

　降圧薬による治療の原則は、単剤を少量から開始することである。副作用が出現する場合や、降圧が不十分な場合には、他剤への変更あるいは他剤との併用を考慮する。第一選択薬として、カルシウム（Ca）拮抗薬、アンジオテンシンⅡ受容体拮抗薬（ARB）、アンジオテンシン変換酵素（ACE）阻害薬、利尿薬（一般的にはサイアザイド系が用いられる）、β受容体遮断薬（β遮断薬）の 5 種類が挙げられるが、それぞれに積極的適応（図表 1）や、禁忌及び慎重投与となる病態（図表 2）が存在するため、それらに合致した降圧薬を選択する。

　なお、積極的適応がない場合、ARB、ACE 阻害薬、Ca 拮抗薬、少量の利尿薬が最初に選択される。本症例の患者には積極的適応がないため、まずβ遮断薬であるテノーミンを中止した。また、患者に誤嚥性肺炎の既往があることから、咳の誘発によって誤嚥性肺炎の防止に効果があるとされる ACE 阻害薬（エナラプリル）への変更を提案した[3]。さらに本症例の患者は舌がん術後であり、錠剤を口から服用できず経管から投与しているため、より服薬管理がしやすい OD 錠が適していると考え、その旨を医師に勧奨している。

図表1　主要降圧薬の積極的適応

	Ca 拮抗薬	ARB/ACE 阻害薬	サイアザイド系利尿薬	β 遮断薬
左室肥大	●	●		
LVEF[*4] の低下した心不全		●	●	●
頻脈	● （非ジヒドロピリジン系）			●
狭心症	●			●
心筋梗塞後		●		●
蛋白尿/微量アルブミン尿を有する CKD[*5]		●		

図表2　主要降圧薬の禁忌や慎重投与となる病態

	禁忌	慎重投与
Ca 拮抗薬	徐脈（非ジヒドロピリジン系）	心不全
ARB	妊娠	腎動脈狭窄症 高 K 血症
ACE 阻害薬	妊娠 血管神経性浮腫 特定の膜を用いるアフェレーシス/血液透析	腎動脈狭窄症 高 K 血症
サイアザイド系利尿薬	体液中の Na、K が明らかに減少している病態	痛風 妊娠 耐糖能異常
β 遮断薬	喘息 高度徐脈 未治療の褐色細胞腫	耐糖能異常 閉塞性肺疾患 末梢動脈疾患

▶解説 3　Ca 拮抗薬とグレープフルーツジュース

　Ca 拮抗薬とグレープフルーツジュースは、併用によってグレープフルーツに含まれるフラノクマリン誘導体などが小腸における CYP3A4 を阻害し、Ca 拮抗薬の血中濃度を上昇させることがある。

　グレープフルーツ摂取による Ca 拮抗薬への影響は、薬剤によって異なっており（図表3）、アムロジピンは比較的影響を受けにくい薬剤と考えられている。また、柑橘類の中でも、グレープフルーツ、夏みかん、いよかん、はっさく、だいだい等は、併用を避けた方が良いとされているが、温州みかん、バレンシアオレンジ、レモン等は、併用を避けなくても良いとされている。「Ca 拮抗薬を服用中の場合、柑橘類の摂取は絶対に避けてください」と一律に指導するのではなく、服用している Ca 拮抗薬の種類や柑橘類の摂取状況を確認したうえで患者ごとに必要な情報を伝えるべきである。ただし、小腸における CYP3A4 の発現量は患者ごとに大きく異なるので、Ca 拮抗薬の種類、摂取する柑橘類の種類や量から問題ないと考えられた場合でも、影響を受ける可能性は否定できない。したがって、Ca 拮抗薬追加後のモニターは必須である。

[*4] LVEF（left ventricular ejection fraction）：左室駆出率
[*5] CKD（chronic kidney disease）：慢性腎臓病

図表 3 グレープフルーツジュースとの相互作用

主な商品名	一般名	AUC 増加率	C_{max} 増加率
カルブロック	アゼルニジピン	3.32	2.54
アムロジン	アムロジピン	1.14	1.15
アテレック	シルニジピン	2.27	2.39
ランデル	エホニジピン	1.67	1.59
コニール	ベニジピン	1.59	1.73
バイロテンシン	ニトレンジピン	2.25	2.06
アダラート CR	ニフェジピン	1.34	1.10

参考文献

1) 浅井美由紀　他：「持続性カルシウム拮抗薬」、月刊薬事 50（12）, 119-124, 2008.
2) 日本高血圧学会高血圧治療ガイドライン作成委員会　編：「高血圧治療ガイドライン 2019」、ライフサイエンス出版、2019.
3) Daniel Caldeira, *et al*. : Risk of pneumonia associated with use of angiotensin converting enzyme inhibitors and angiotensin receptor blockers : systematic review and meta-analysis. BMJ, 345 : e4260, 2012.

2 心疾患─急性心筋梗塞

1 入院時患者情報

■ 患者

72 歳・男性

■ 診断名

急性心筋梗塞

■ 現病歴

1月10日午後、買い物に出かけた際に坂道で転倒し背中を打った。そのまま買い物に行ったが、次第に打ったところとは別の心窩部が痛み始めた。帰宅途中にさらに症状が強くなり胸苦しさに変わり、嘔気を伴った。本人はそのまま倒れてしまい、通行人により救急要請された。買い物の際中に心窩部の症状が出てから倒れるまで、大体20〜30分程度ではないかとのこと。

■ 既往歴

胃潰瘍（18-19歳）、高脂血症（65歳）

■ 内服薬

プラバスタチン錠10 mg　　1回1錠（1日1回）　夕食後

ファモチジン錠10 mg　　　1回1錠（1日2回）　朝・夕食後

■ 生活歴

喫煙歴：20本×40年（60歳で禁煙）

飲酒歴：週2日、日本酒2合程度

ADL：自立

同居家族：妻

■ アレルギー

food（−）、drug（−）

■ Coronary risk factor

Age（＋）、DL[*1]（−）、DM[*2]（−）、HT[*3]（−）、Smoking（＋）、FH[*4]（−）、obesity（−）

■ 入院時現症

身長：165 cm、体重：55.5 kg、BMI：20.3、血圧：119/73 mmHg、脈拍：84/分

[眼] not anemia、not icteric

[頸部] 頸動脈怒張（−）、甲状腺腫（−）、リンパ節腫脹（−）

[胸部] 心音：regular、S1→S2→S3（−）S4（−）、no murmur

　　　　呼吸音：no rales

[*1] DL（dyslipidemia）：脂質異常症
[*2] DM（diabetes mellitus）：糖尿病
[*3] HT（hypertension）：高血圧症
[*4] FH（family history）：家族歴

[腹部] soft & flat、normal bowel sounds、tenderness（−）

[四肢] Pretibial edema（−/−）

■ 入院時検査所見

（血液検査）

HbA1c：5.2%　　　　　　中性脂肪：79 mg/dL　　　HDL-CHO：56 mg/dL、

LDL-CHO：124 mg/dL　　WBC：8.3×10³ 個/μL　　HGB：15.2 g/dL

PLT：21.3×10³ 個/μL　　AST（GOT）：22 U/L　　ALT（GPT）：7 U/L

ALP：22 U/L　　　　　　γ-GTP：28 U/L　　　　UN：19 mg/dL

CRE：1.09 mg/dL　　　　Na：137 mmol/L　　　　K：3.8 mmol/L

Cl：107 mmol/L　　　　　CK（CPK）：483 U/L　　CK-MB：11.2 ng/mL

トロポニンI：2.5 ng/mL　BNP：22.6 pg/mL

（胸部レントゲン）

CTR[*5]：64%　　　　　　CPA[*6]：sharp、congestion（−）

（心電図）

・junctional rhythm

・HR 50/分

・Ⅱ ⅢaVF で ST 上昇、Ⅰ aVL で低下

・前胸部誘導で非特異的伝導障害＋

・右側胸部 V3R-V5R で ST 上昇

（経胸壁心エコー）

LVEF[*7]：60%　　　　　AS[*8]：（−）　　　　　MR[*9]：trivial

■ 入院後経過

　1/10 右冠動脈に対して PCI[*10] を施行、薬剤溶出ステントが留置された。PCI に伴いアスピリン腸溶錠 100 mg（2 錠）、クロピドグレル錠 75 mg（4 錠）内服。翌日からアスピリン腸溶錠 100 mg（1 回 1 錠（1 日 1 回）朝食後）、クロピドグレル錠 75 mg（1 回 1 錠（1 日 1 回）朝食後）内服開始。

　持参薬のプラバスタチン錠 10 mg、ファモチジン錠 10 mg は継続。

2 薬学的管理と経過

（1）介入①：PCI 後の薬物療法の理解および薬物療法強化の提案

①薬剤部にて

指導　心筋梗塞で入院した○○さんの薬についてどう思いますか？

学生　常用薬に加えて、今回抗血小板薬が新しく 2 剤開始されました。

[*5] CTR（cardio-thoracic ratio）：心胸郭比

[*6] CPA（costophrenic angle）：肋骨横隔膜角

[*7] LVEF（left ventricular ejection fraction）：左室駆出率

[*8] AS（aortic stenosis）：大動脈弁狭窄症

[*9] MR（mitral regurgitation）：僧帽弁逆流症

[*10] PCI（percutaneous coronary intervention）：経皮的冠動脈形成術

指 導	抗血小板薬はなぜ2剤必要なのでしょう？
学 生	PCIしたからだと思います。詳しくはよくわかりません。
指 導	では、ガイドラインを参考に調べてみてください。
学 生	はい、わかりました。

②学生による調査

指 導	どうでしたか？
学 生	「急性冠症候群ガイドライン」（ACS[*11]ガイドライン）には、「PCIを行う患者に対してアスピリンとチエノピリジン系薬剤の2剤併用療法を行う」と書いてありました。
指 導	そうですね。2剤併用は出血リスクが高くなりますが、とても重要です。患者さんにしっかりと必要性と出血時の対処法を理解してもらうようにしてください。[解説1]
学 生	わかりました。
指 導	ところで、プラバスタチンの継続についてはどう思いますか？
学 生	プラバスタチンでは有効性が低いので、ストロングスタチンに変えた方が良いと思います。「ACSガイドライン」には「ストロングスタチンを認容可能な最大用量で投与する」と書いてあります。
指 導	そうですね。では、どのスタチンが良いでしょうか？
学 生	ストロングスタチンはアトルバスタチン・ロスバスタチン・ピタバスタチンが該当します。このどれかへの変更が良いと思います。
指 導	コレステロールの値は確認しましたか？
学 生	LDL-CHOが124と高いです。「ACSガイドライン」では70未満が目標のようです。
指 導	では、ストロングスタチンへの変更を提案したうえで、LDL-CHOの目標値も確認したほうが良いですね。[解説2]
学 生	わかりました。
指 導	では、医師に提案してみましょう。

③医師への提案

学 生	患者の○○さんですが、かかりつけで処方されていたプラバスタチンを継続しています。「ACSガイドライン」ではストロングスタチンが推奨されているので、ロスバスタチン錠などに変更してはどうでしょうか？
医 師	そのうち検討しようと思っていました。では、ロスバスタチン錠5mgに変更しましょう。
学 生	ありがとうございます。それから、LDL-CHO値が124でしたが、目標はいくつでしょうか？
医 師	心筋梗塞後なので、できれば70未満には下げたいですね。

処方変更

プラバスタチン錠10mg　　1回1錠（1日1回）　　夕
→ ロスバスタチン錠5mg　　1回1錠（1日1回）　　夕

[*11] ACS：acute coronary syndrome

(2) 介入②：アドヒアランスを考慮した用法変更の提案

①薬剤部にて

学生　○○さんに薬剤の変更について説明をしてきましたが、夜は飲み忘れが多いみたいです。しっかり飲んでもらうためにも、服薬カレンダーを勧めた方がよろしいでしょうか？

指導　そうしたツールを利用することは良いと思いますが、他にできることはありませんか？

学生　うーん、そうですね。朝は飲めるようなので、すべて朝食後に内服できれば飲み忘れもなくなると思います。ただ、夜の薬を朝に変更しても良いのでしょうか？　コレステロールを下げる薬は、夜の服用が良いと聞いたことがあります。

指導　その点をさらに考えてみてください。

学生　インタビューフォームを調べると、ロスバスタチンの半減期は20時間と書いてありました。そうであれば朝でも夜でも血中濃度はそんなに変わらないですね。ということは、ロスバスタチンを1日1回朝に変更しても問題はないと考えます。

指導　その考えで良いと思います。では、1日2回内服のファモチジンについてはどう思いますか？

学生　ファモチジンの添付文書によると、1日1回服用の場合は、寝る前の投与と記載されているので、1日1回朝への変更は難しいです。PPI[*12] への変更はどうでしょうか？「ACSガイドライン」では、消化管出血リスクの高いDAPT[*13] の患者にはPPIの併用が推奨されていました。PPIは1日1回ですし…。

指導　PPIはアスピリン投与時の胃潰瘍再発抑制で使えるので、保険適応上は問題ないですね。また、有効性の面からも変更を提案して良いと思います。[解説3]

②医師への提案

学生　○○さんは夜の飲み忘れが多いようです。ロスバスタチンを朝に変更してはどうでしょうか。また、ファモチジンを1日1回のPPIに変更すれば、すべて朝の服用にまとめられるので、飲みやすくなると考えます。いかがでしょうか？

医師　たしかにその方が飲みやすいですね。胃潰瘍の既往もあるのでファモチジンからランソプラゾールに変更しましょう。

◆学生カルテ

> **#服用タイミングに関連したアドヒアランス不良**
>
> **S**
> ・朝は必ず飲んでいますが、夜は食事のタイミングがズレがちなので飲めないことが多いです。1週間に2〜3回くらいしか夜は飲んでないですね。
>
> **O**
> 　72歳男性、急性心筋梗塞のため1/10 PCI施行後
> ・内服薬

....

*12 PPI (proton pump inhibitor)：プロトンポンプ阻害薬
*13 DAPT (dual anti-platelet therapy)：抗血小板薬2剤併用療法

ロスバスタチン錠 5 mg	1回1錠（1日1回）	夕食後
ファモチジン錠 10 mg	1回1錠（1日2回）	朝・夕食後
アスピリン腸溶錠 100 mg	1回1錠（1日1回）	朝食後
クロピドグレル錠 75 mg	1回1錠（1日1回）	朝食後

A

・生活習慣から夕食後服用薬のアドヒアランスは不良。朝食後服用薬のアドヒアランスは良好であることから、なるべく用法を朝食後服用に統一するのが望ましいと考えられる。

・ロスバスタチンは夕食後から朝食後へ変更しても、有効性に影響はないと考えられる。

・1日2回服用のファモチジンは、DAPT 開始となっていることも考慮して1日1回服用のPPI へ変更してはどうか。

・いずれにしろ、きちんと服用していくことが重要であり、アドヒアランス向上のために服薬指導をしっかりと行う必要がある。

P

・ロスバスタチンの用法を夕食後から朝食後へ変更提案。

・ファモチジン1日2回朝夕食後からランソプラゾール1日1回朝食後へ変更提案。

・アドヒアランス向上のための服薬指導。

処方変更

ロスバスタチン錠 5 mg　1回1錠（1日1回）　夕食後 30 分

→ 朝食後 30 分

ファモチジン錠 10 mg　1日2回（1回1錠）　朝・夕食後 30 分

→ ランソプラゾール OD 錠 15 mg　1日1回（1回1錠）　朝食後 30 分

学生　○○さんですが、朝はしっかりと薬を飲めるということでとても喜んでいました。

指導　それは良かったです。ただし、今回はうまく用法を統一することができましたが、薬によっては1日2回服用のものもあります。重要なのは「患者さんにきちんと薬を飲んでいただく」ことです。

学生　わかりました。しっかりと退院指導してきます。

退院時処方薬

アスピリン腸溶錠 100 mg 1 錠	1日1回（1回1錠）	朝食後 30 分
クロピドグレル錠 75 mg	1日1回（1回1錠）	朝食後 30 分
ロスバスタチン錠 5 mg	1日1回（1回1錠）	朝食後 30 分
ランソプラゾール OD 錠 15 mg	1日1回（1回1錠）	朝食後 30 分

3 解説

◆心筋梗塞後の薬物療法

▶解説 1　PCI 後の抗血小板療法

　ACS は、冠動脈粥腫（プラーク）の破綻とそれに伴う血栓形成により冠動脈の高度狭窄または閉塞をきたして急性心筋虚血を呈する病態で、不安定狭心症、急性心筋梗塞、虚血による心臓突然死を包括した疾患概念である。再灌流療法として PCI が広く行われている。PCI 後は重篤なステント血栓症が問題となるため、抗血小板療法は必須となり、アスピリン 81〜162 mg とチエノピリジン系薬剤（クロピドグレルまたはプラスグレル）の併用（DAPT）が推奨されている。DAPT の期間は出血リスクや冠動脈疾患の病態にもよるが、薬剤溶出性ステントの場合、6ヵ月〜12ヵ月間が標準とされている。

▶解説 2　スタチン

　ACS 患者に対しては早期からストロングスタチン（アトルバスタチン、ピタバスタチン、ロスバスタチン）の最大投与が推奨されている。スタチンには LDL-CHO 値低下作用だけでなく抗炎症作用などのいわゆる多面的効果が期待されるため、スタチン開始前の値にかかわらず投与が推奨されている。LDL-CHO 値の管理目標は 70 mg/dL 未満とされ、最大用量のスタチンで達成できなければエゼチミブの追加も考慮する。

▶解説 3　消化管出血予防

　ACS において、消化管出血の合併は死亡および虚血性合併症に関連することが報告されている。特に PCI 後に DAPT を開始した患者、さらには心房細動を合併し抗凝固療法を併用している患者には、消化管出血予防を目的とした PPI の併用が推奨されている。

参考文献
・日本循環器学会：「急性冠症候群ガイドライン（2018 年改訂版）」、2019.
・クレストール錠 2.5 mg、5 mg、クレストール OD 錠 2.5 mg、5 mg インタビューフォーム、2018 年 10 月（改訂第 20 版）

脳血管障害─脳梗塞

1 入院時患者情報

- **患者**
  67歳・男性
- **診断名**
  アテローム血栓性脳梗塞
- **入院目的**
  脳梗塞後の治療
- **既往歴**
  高血圧、脂質異常症
- **現病歴**
- ・7月3日、起床時に左上肢の動かしづらさを自覚したが、そのうち軽快した。同日夕方から再度上肢の動かしづらさが生じたが様子を見ていた。翌4日起床時には右上下肢が全く動かせなかったため、救急車で大学病院に搬送された。
- ・大学病院における急性期治療を終え、7/21に回復期リハビリテーション病院（当院）に転院。
- **入院時現症**
  身長：170 cm、体重：62 kg、血圧：158/96 mmHg、脈拍：71/分
  心肺腹部異常なし、頸部血管雑音なし、左片麻痺あり、認知機能は保たれている。
- **入院時検査所見**

HbA1c：5.8%	中性脂肪：115 mg/dL	HDL-CHO：38 mg/dL
LDL-CHO：131 mg/dL	AST（GOT）：21 U/L	ALT（GPT）：23 U/L
LD（LDH）：172 U/L	ALP：240 U/L	γ-GTP：23 U/L
CK（CPK）：25 U/L	T-BIL：0.3 mg/dL	TP：6.1 g/dL
ALB：3.6 g/dL	UA：5.2 mg/dL	UN：15 mg/dL
CRE：1.4 mg/dL	Na：136 mmol/L	K：4.1 mmol/L
Cl：101 mmol/L	Ca：8.9 mg/dL	Mg：1.6 mg/dL
BNP：65 pg/mL	CRP：0.25 mg/dL	PRO：（2＋）

- **入院時内服薬**

アムロジピンOD錠5 mg	1回1錠（1日1回）	朝食後
アトルバスタチン錠10 mg	1回1錠（1日1回）	朝食後
バイアスピリン錠100 mg	1回1錠（1日1回）	朝食後
ランソプラゾールOD錠15 mg	1回1錠（1日1回）	朝食後

バイアスピリン：アスピリン

■今後のプラン

　入院中に介護保険の申請手続きを行い、家屋改造の計画を立てる。8月16〜18日、自宅に一時外泊を行い、具体的な退院のための準備を始めることにする。

2　薬学的管理と経過

（1）脳梗塞後の血圧コントロールへの介入^{解説1}

①8月1日　薬剤部にて

指導	現在の患者さんの血圧はどのくらいですか？
学生	収縮期血圧が150〜160 mmHg、拡張期血圧が90〜100 mmHg程度で推移しています。
指導	高いですね。脳梗塞の再発を予防するためには血圧をどの程度まで下げないといけないかわかりますか？
学生	…わかりません。
指導	では、それは後で調べることにして、今飲んでいる降圧薬は何ですか？
学生	アムロジピン5 mg 1錠を毎日飲んでいます。
指導	入院中は看護師さんが薬の内服を確認してくれているので、間違いなく飲んでいるはずですね。これからはどうすれば良いと思いますか？
学生	血圧の薬の量を増やすか、追加すれば良いでしょうか？
指導	そうですね。血圧コントロールの目標値と具体的な対応について調べてください。
学生	はい、調べてみます。

②学生による調査①

指導	どうでしたか？
学生	血圧コントロールの目標値は140/90 mmHg未満にするように書いてありました。具体的にどの薬を追加すれば良いのかはよくわかりませんでした。
指導	どうやって調べたんですか？
学生	検索して出てきたHPに書いてありましたが…。
指導	どんなHPですか？
学生	うーん、よく覚えていません…。
指導	調べ物をする時、どこから情報を入手するかはとても大切です。場合によっては誤った情報が記載されているかもしれませんから…。仮にそうした情報を患者さんに適応したらどうなりますか？
学生	患者さんに誤った薬物療法を行うことになってしまいます。
指導	そうです。ガイドラインなど、エビデンスレベルの高い情報源から情報を入手し、患者さんへの適応について考えることが重要です。もう一度調べ直してください。
学生	はい。わかりました。

③学生による調査②

| 指導 | 今度はどうでしたか？ |

| 学生 | はい、「脳卒中治療ガイドライン」を参考にしました。血圧の目標値は、少なくとも 140/90 mmHg 未満にするように書いてありました。また、糖尿病や蛋白尿がある場合、抗血栓薬を内服している際には 130/80 mmHg 未満を目指すことを考慮しても良いとされていました。

| 指導 | そうですね。この患者さんの場合はどうでしょうか？

| 学生 | 抗血小板薬を内服していますし、尿蛋白陽性であることをふまえると、130/80 mmHg 未満を目指すべきではないかと考えます。

| 指導 | そうですね。この患者さんの目標値については医師と相談する必要がありますが、少なくとも今のままではよろしくないでしょう。具体的な対応についてはどうでしたか？

| 学生 | 今の薬の量を増やすべきか、追加するにしても何を追加するべきか、「脳卒中治療ガイドライン」だけではよくわかりませんでした。

| 指導 | たしかに、実際には血圧の値だけではなく、その他の病態等を加味して考えていく必要があるから難しいですよね。この患者さんの腎機能はどうでしたか？

| 学生 | Ccr が 45 mL/分です。それと尿蛋白陽性です。

| 指導 | 軽度～中等度腎機能障害があるということですね。だとすると腎保護作用のある ACE 阻害薬[*1]か、あるいは ARB[*2] を追加する方が良いように思えますね。

| 学生 | たしかにそうですね。「脳卒中治療ガイドライン」にも慢性腎臓病のある症例では ACE 阻害薬、ARB が勧められるとの記載がありました。[解説1]

| 指導 | では、医師に提案してみましょう。

④医師への提案

| 学生 | ○○さんですが、血圧が高いようです。脳梗塞の再発を予防するためにも、ACE 阻害薬か ARB を追加してはいかがでしょうか。

| 医師 | そうですね。追加して様子を見てみましょう。

| 学生 | ありがとうございます。

⑤その後

| 指導 | コバシルが追加になりましたね。患者さんに薬の追加について説明しましょう。それから、処方追加後のフォローはとても重要ですから、血圧の推移や有害事象の発現の有無をしっかり確認してください。

| 学生 | はい。

コバシル：ペリンドプリルエルブミン
[*1] ACE 阻害薬 (angiotensin converting enzyme inhibitor)：アンジオテンシン変換酵素阻害薬
[*2] ARB (angiotensin II receptor blocker)：アンジオテンシン II 受容体拮抗薬

◆ 8 月 1 日　学生カルテ

#脳梗塞後の血圧コントロール不良

S

・薬は飲めています。（処方追加について）わかりました。

　血圧高いらしいですね。下げないといけないって先生にも言われました。

O

・アテローム血栓性脳梗塞後、7/21 に当院入院。

・入院時（7/21）検査所見

　UN：15 mg/dL、CRE：1.4 mg/dL（→ Ccr：45 mL/分）、PRO：（2＋）

・入院後、収縮期血圧が 150〜160 mmHg、拡張期血圧が 90〜100 mmHg 程度で推移。

・現在服用中の内服薬

　アムロジピン OD 錠 5 mg　　　　1 回 1 錠（1 日 1 回）　朝食後

　アトルバスタチン錠 10 mg　　　　1 回 1 錠（1 日 1 回）　朝食後

　バイアスピリン錠 100 mg　　　　 1 回 1 錠（1 日 1 回）　朝食後

　ランソプラゾール OD 錠 15 mg　　1 回 1 錠（1 日 1 回）　朝食後

A

　血圧コントロール不良。脳梗塞後、再発予防のためには少なくとも 140/90 mmHg 未満を目標とする必要がある。抗血小板薬内服中で腎機能障害を有することを考慮すると、さらに低値の 130/80 mmHg 未満を目標にする必要があると思われる。現在の降圧薬はアムロジピン 5 mg のみで、降圧薬の増量あるいは追加が必要である。腎機能障害があることを考えると腎保護作用のある ACE 阻害薬あるいは ARB の追加が適切と考える。以上を医師に相談し、コバシル 4 mg が追加となり、患者に処方追加について説明した。なお、処方追加後の血圧の推移、転倒には注意が必要である。

P

・（明日 8/2 より）コバシル錠 4 mg　1 回 1 錠（1 日 1 回）　朝食後が追加

・処方追加後の血圧の推移をモニター

・転倒などの降圧薬追加による有害事象に注意

---

⑥処方追加から 4 日後

| 指導 | コバシルが追加になって 4 日経ちましたが、血圧はどうでしょうか？

| 学生 | 下がってきました。今朝は収縮期血圧が 134 mmHg、拡張期血圧が 85 mmHg でした。

| 指導 | 副作用はどうですか？

| 学生 | 今のところ、ふらつきなどの症状はないようです。

| 指導 | 血圧低下によるふらつきは転倒のリスクになるから、ケアを忘れないようにしてください。

| 学生 | はい。

(2) 脳梗塞後の適切な服薬管理方法の提案 ^{解説2, 解説3}

①患者の退院前

指導 ○○さんですが、2週間後を目処に退院になりそうですね。

学生 はい、良かったです。血圧も落ち着いてきましたし、問題ないですね。

指導 本当にそうでしょうか？　たしかに血圧は良くコントロールできていますが、他に何も問題はありませんか？

学生 うーん…。何か問題があるんでしょうか？

指導 退院後に、○○さんは問題なく薬を飲めるでしょうか？

学生 あっ…。言われてみれば…。今は看護師さんが薬を管理してくれていますが、退院したら一人でやらなくてはいけないんですね。心配になってきました…。

指導 そうですね。それに○○さんは左片麻痺があって左手をうまく使えないから、PTP^{*3}シートから薬を取り出すのも難しいのではないかと思います。それと、嚥下機能はどうでしょうか？　服薬時の誤嚥には気をつけないと…。

学生 そこまで考えていませんでした。

指導 抗血小板薬や降圧薬など、脳梗塞の再発予防のためには毎日薬を飲むことが重要です。退院後もきちんと薬を飲むことができるように介入する必要があります。

学生 はい。そう言えば、「錠剤が飲み込みづらい。水を飲む時に時々むせる」と話していました。服薬時の誤嚥のリスクが高そうです。

指導 リスクを回避するにはどうすれば良いと思いますか？

学生 とろみ剤や服薬ゼリーを使うのが良いかと思います。

指導 そうですね。医師や看護師、言語聴覚士にも相談して、どの方法が良いか考えましょう。^{解説2}
それと、PTPシートから取り出せない問題についてはどうすれば良いと思いますか？

学生 シートから出せないのであれば一包化が考えられますが…。

指導 たしかに一包化は良い方法ですね。でも、右手だけで一包化の袋を開けられるでしょうか？

学生 …何か良い方法はないでしょうか？

指導 電動のレターオープナーを使うと簡単に開封できるから、試してみても良いかもしれませんね。

学生 そういうツールがあるんですか？

指導 入院中に試しに使ってもらうと良いでしょう。

学生 そうします。

②その後

学生 ○○さんですが、レターオープナーを使って一包化の袋を開けていました。「これは簡単で良いね」とおっしゃっていました。

指導 良かったですね。これで退院後も薬は飲めそうですか？

学生 大丈夫だと思います。

. . . .
*3 PTP : press through package

指導	それで、○○さんは薬を飲む意義について理解していますか？
学生	うーん、コバシル追加について説明した時は「わかりました」と言っていましたし、大丈夫ではないでしょうか。
指導	私は○○さんのお話を聞いて、あまり服薬意義を理解されていないように感じました。もし、○○さんが服薬意義を理解できていないとどうなりますか？
学生	薬を飲まなくなってしまうかもしれません。
指導	そうですね。特に高血圧や脂質異常症は自覚症状に乏しいから薬を飲まなくなるリスクが大きいです。脳梗塞の再発を予防するためには、薬を毎日欠かさず飲むことが重要だと○○さんに理解してもらう必要がありますね。
学生	はい。その点は気をつけて服薬指導します。
指導	○○さんだけで難しいようであれば、ご家族のご協力や薬局薬剤師による訪問指導なども検討する必要が出てきます。それから、抗血小板薬による出血などの副作用についての説明も忘れないでください。あわせて副作用が出た時の対処法についても説明が必要です。患者さんの自己判断で、薬をやめてしまうことがないよう気をつけてください。[解説 3]
学生	わかりました。

3 解説

▶解説 1　脳梗塞後の血圧コントロールへの介入

　脳梗塞の再発予防のためには、血圧のコントロールが非常に重要である。脳卒中の再発予防に対する降圧療法は、10 試験のメタアナリシスで脳卒中再発を 29%減少させており、その他の報告では降圧療法により約 30%の相対危険度の減少が認められている。脳血管障害慢性期は少なくとも 140/90 mmHg 未満を目標に血圧をコントロールする必要がある。糖尿病や蛋白尿を認める場合、抗血栓薬を内服中の場合は、可能であれば 130/80 mmHg 未満を目指すことを考慮しても良いとされている。

　血圧コントロールのために食事療法はもちろん重要だが、脳梗塞後は降圧薬を使用した積極的な降圧が求められる。降圧薬の選択としては、カルシウム拮抗薬、利尿薬、ACE 阻害薬、ARB などが推奨される。特に、糖尿病、慢性腎臓病、発作性心房細動や心不全合併症例、左室肥大や左房拡大が明らかな症例などでは、ACE 阻害薬、ARB が勧められる。血圧変動性という観点からは、カルシウム拮抗薬が、他の降圧薬と比べて血圧変動性が少なく、脳卒中予防効果に優れるとされる。降圧薬の選択の際には、患者の検査値等を多角的に判断する必要があり、本症例では腎機能障害があることから、腎保護作用のある ACE 阻害薬または ARB が適切と判断した。過度の降圧は転倒のリスクになり得るので、転倒防止のために患者への指導や環境調整が重要である。

▶解説 2　嚥下機能低下患者における服薬時の誤嚥予防

　Mann らは、脳卒中から 6ヵ月後生存者の約 50%が嚥下障害を認めたと報告している[4]。このように、脳卒中後の症例では嚥下機能が低下していることが多く、服薬に伴う誤嚥には十分注意が

[4] Giselle Mann, Graeme J. Hankey, David Cameron, et al. Stroke 30 (4)：744-748, 1999.

必要となる。服薬時の誤嚥予防としては、とろみ剤や服薬ゼリーの使用が有効となるが、患者により適切な方法は異なる。そのため個々の患者に適した方法を医師や看護師、言語聴覚士等の多職種と相談して探していくことが良い。

▶解説 3　脳梗塞後の適切な服薬管理方法の提案

　脳梗塞の再発予防には、抗血小板薬や降圧薬などの正しい服用の継続が不可欠である。一方で、脳梗塞後の患者は認知機能低下や、麻痺の残存などが問題となることが多く、しばしば服薬継続が困難となる。患者が服薬できない原因を追究して、原因に応じた対応が求められる。

　本症例のように麻痺の残存のために PTP シートが開けられない場合では、一包化やお薬取出器等の服薬補助具が有効なことがある。また、患者の認知機能が低下して薬の自己管理が難しく、患者家族の協力や薬局薬剤師による訪問薬剤管理指導などが必要となるケースも多い。患者の病態や性格、生活背景を理解し、退院後の生活を見据えた服薬管理方法を提案することが求められる。高血圧や脂質異常症は自覚症状に乏しく、自己判断による服薬中止の原因となり得る。また、抗血小板薬による出血などの副作用を理由に自己判断で服薬を中止することもあり得る。服薬意義や副作用発生時の対応について、理解を得られるように患者または介護者に指導する必要がある。

参考文献

・日本脳卒中学会脳卒中ガイドライン委員会　編：「［追補 2019 対応］脳卒中治療ガイドライン 2015」、協和企画、2019.

1 入院時患者情報

■ 患者

81 歳・女性

■ 診断名

2 型糖尿病 (神経障害あり、網膜症あり、腎症 3 期)、虚血性心疾患、頸動脈硬化症

■ 入院目的

術前血糖コントロール目的

■ 既往歴

54 歳：右眼眼底出血 (失明)

58 歳：左眼白内障・緑内障 (手術)

65 歳：高血圧・狭心症 (薬物療法)

74 歳：無症候性心筋虚血 (冠動脈バイパス術)、骨粗鬆症、脂質異常症、内頸動脈狭窄症

■ 現病歴

35 歳時、出産の際に妊娠糖尿病を指摘された。37 歳時に糖尿病と診断され、49 歳時に網膜症を指摘された。54 歳時に右眼を失明した。58 歳より当院に通院開始となり経口血糖降下薬、インスリンが開始となった。HbA1c：6〜7%で推移していたが、2004 年頃より HbA1c：9〜10%程度まで増悪し、入院加療された。その後、HbA1c：7.5〜8.5%程度で推移していたが、2019 年 8 月頃より再び HbA1c が上昇傾向であり、2020 年 5 月は HbA1c：9.5%であった。今後、外科的処置が予定されており、糖尿病コントロール目的で入院となった。

■ 内服薬

ジルチアゼムカプセル 100 mg	1 回 1 カプセル (1 日 1 回)	朝食後
フロセミド錠 20 mg	1 回 1 錠 (1 日 1 回)	朝食後
ピタバスタチン OD 錠 4 mg	1 回 1 錠 (1 日 1 回)	朝食後
アジルサルタン錠 40 mg	1 回 1 錠 (1 日 1 回)	朝食後
ドキサゾシン錠 2 mg	1 回 1 錠 (1 日 1 回)	朝食後
チクロピジン錠 100 mg	1 回 1 錠 (1 日 2 回)	朝夕食後
ニフェジピン CR 錠 40 mg	1 回 1 錠 (1 日 2 回)	朝夕食後
エルデカルシトールカプセル 0.75 μg	1 回 1 カプセル (1 日 1 回)	朝食後
エスゾピクロン錠 1 mg	1 回 1 錠	不眠時
センナ・センナジツ配合顆粒	1 回 0.5 g	便秘時

■ 注射薬

インスリン アスパルト　毎食直前 (朝 16 単位、昼 16 単位、夕 16 単位)

インスリン グラルギン 450 単位/1.5 mL　眠前 (24 単位)

アレンドロン酸ナトリウム注 900 μg　月 1 回

■ 生活歴

・喫煙なし、飲酒なし、1人暮らし（介護保険を利用し、買い物と掃除は週に1度訪問介護に頼んでいる。デイサービスに週2回行っている）、職業なし。

・排尿：5回/日、排便：1週間に3回（センナ・センナジツ配合顆粒内服中）

・体重推移

　20歳時：34.5 kg、最大：53 kg（69歳）、現在：48 kg

■ 食事

　朝（7：00）：ご飯、味噌汁、卵、前日の残り物

　昼（12：00）：菓子パン1～2個

　夕（18：00）：ご飯、買ってきたお総菜など

■ 運動

　デイサービスで週2回器械体操

■ アレルギー

　food（−）、drug（−）

■ 入院時現症

　身長：148 cm、体重：48.0 kg、BMI：21.9 kg/m^2、体温：36.1℃、血圧：125/61 mmHg、脈拍：79/分、臍部周辺に皮下腫瘤あり

■ 入院時検査所見

　（血液検査）

・血算

WBC：7.3×10^{3}個/μL	RBC：3.08×10^{6}個/μL	HGB：9.9 g/dL
HCT：30.0%	MCV：97.4 fl	MCH：32.1 pg
MCHC：33.0%	PLT：215×10^{3}個/μL	RET：2.28%

・末血

SEG：67.1%	EOS：1.5%	BA：0.5%
MO：4.4%	LY：26.5%	

・生化学

AST（GOT）：20 U/L	ALT（GPT）：20 U/L	LD（LDH）：176 U/L
ALP：256 U/L	γ-GTP：26 U/L	ChE：409 U/L
CK（CPK）：27 U/L	AMY：40 U/L	T-BIL：0.4 mg/dL
TP：6.4 g/dL	ALB：3.2 g/dL	UA：5.5 mg/dL
UN：17 mg/dL	CRE：0.91 mg/dL	eGFR：44.6 mL/分
Cys-C：1.50 mg/L	Na：139 mmol/L	K：4.4 mmol/L
Cl：104 mmol/L	Ca：9.1 mg/dL	IP：3.3 mg/dL
Mg：1.9 mg/dL	BNP：120.2 pg/mL	CRP：0.24 mg/dL
Fe：71 μg/dL	UIBC：204 μg/dL	FER：47.6 ng/mL

・凝固

APTT：27.8秒	PT-INR：0.97	D-ダイマー：0.1 μg/mL

・糖質

血糖：276 mg/dL　　　　HbA1c：10.1%　　　　GA[*1]：33.1%

CPR[*2]：0.69 ng/mL　　　　U-ALB/CRE[*3]：384.5 mg/g・CRE

・インスリン抗体

抗 IA-2[*4]：0.6 U/mL 未満　　　ZnT8[*5] 抗体：10.0 U/mL 未満

・脂質代謝

総コレステロール：144 mg/dL　LDL-CHO：78 mg/dL　HDL-CHO：45 mg/dL

中性脂肪：119 mg/dL

（尿検査）

・尿定性

pH：6.0　　　　比重：1.013　　　尿糖：（＋4）

PRO：（＋1）　　KET：（−）

・尿沈渣

白血球/各視野：5〜9　　　　赤血球/各視野：1〜4

・蓄尿

Ccr：35.76 mL/分/1.73 m^2　　　　　U-ALB[*6]：85.93 mg/day

ALB（CRE 換算）：226.13 mg/g・CRE　　　U-CPR[*7]：5.58 μg/day

（認知機能、身体的機能）

・MMSE[*8]：29 点

・ADL

食事：自立、排泄：失禁なし、入浴：（自宅では）自立、（入院中は）要介助、移動：要援助

・社会的サービス：訪問介護（週 1 回）

・その他：以前に低血糖で意識を消失し、2〜3 時間後に気づいた時には大量に汗をかいていた経験あり。

2 薬学的管理と経過

（1）患者の病態と血糖コントロール目標の確認

①薬剤部での会話

指導　一昨日入院した○○さんですが、どういう患者さんですか？

学生　2 型糖尿病で、HbA1c が 10.1％もあります。

栄養士さんのカルテには、歯が悪いので菓子パンを多く摂っていたと書いてありました…。

[*1] GA (glycoalbumin)：グリコアルブミン
[*2] CPR (C-peptide immunoreactivity)：C ペプチド値
[*3] U-ALB/CRE：尿中アルブミン/クレアチニン比
[*4] IA-2 (insulinoma associated antigen 2)：インスリノーマ関連蛋白
[*5] ZnT8 (zinc transporter 8)：亜鉛トランスポーター8
[*6] U-ALB：尿中アルブミン
[*7] U-CPR：24 時間尿中 C ペプチド排泄量
[*8] MMSE (Mini-Mental State Examination)：ミニメンタルステート検査

来週、栄養指導があるそうです。

内服薬の飲み忘れやインスリンの打ち忘れはなさそうなのですが…。眼が悪いのでインスリンは音を頼りに単位を合わせていたそうです。今日、看護師さんが確認したら、単位が1単位違っていたそうです。打ち間違えていた可能性もあります。

指導 どうしたら良いと思いますか？

学生 HbA1cが高いので、7%未満になるようにコントロールする必要があると思います。ただ、インスリンをきちんと打てていないかもしれませんので…。どうしたら良いのかわかりません。2型糖尿病ですし、薬はきちんと飲めるようなので、インスリンは注射ではなく内服薬に変更できないでしょうか？

指導 ○○さんがどのような病態なのか確認しましょう。内因性のインスリンの分泌はどの程度ですか？　○○さんは認知機能の低下はありませんが、独居のうえ、眼がほとんど見えないそうですね？　それに以前、低血糖で意識消失した経験があるみたいです。このような場合の血糖コントロール目標を確認してください。

②学生による調査

学生 「糖尿病治療ガイド」によると、空腹時血中CPRと24時間尿中CPR（U-CPR）がインスリン分泌能の指標になるそうです。CPRとU-CPRの値から、この患者さんはインスリン依存状態であると思います。内服薬だけにできたら良いと思っていましたが、インスリン注射は止められないようですね。^{解説1}

指導 内服薬のみのコントロールは難しそうですね。治療方法を考えるうえで病型を理解することの大切さや、そのために必要な検査がわかったと思いますが、CPRを測定するとどうして内因性インスリンの分泌能がわかるのでしょうか？　それから、○○さんは毎日インスリンを注射しているはずですが、なぜ外因性のインスリンと区別ができるのでしょうか？

学生 ええっと…。CPRは膵β細胞において、インスリンの前駆体であるプロインスリンが分泌される前に分解されて生じます。分解されて生成したインスリンとCPRが共に血中に分泌されるからだと思います。

指導 そのとおりです。薬として注射しているインスリンは、前駆体ではないのでCPRを測定すれば外因性のインスリンに左右されずにインスリン分泌能を測定できます。

では、血糖コントロールの目標はどのくらいが良いでしょうか？

学生 ○○さんの場合、8.5%未満程度でしょうか？「高齢者糖尿病治療ガイド」によると、○○さんはカテゴリーがⅡかⅢだと思うのですが、インスリンを使用していますし、併存疾患があって目も悪いので、今後もまた低血糖を起こしてしまうリスクが高いと考えます。^{解説2、解説3}

指導 多職種カンファレンスで確認してみましょう。○○さんは糖尿病歴が長くて皮下腫瘤もあるし、もう一度自宅でのインスリンの使用方法や保管方法について確認した方が良いですね。

（2）自宅でのインスリンの使用および管理状況の確認

①患者との面談

学生 ○○さん、インスリンはいつも身体のどのあたりに注射していますか？

患 者	（指差しながら）お腹のあたりです。同じところだと良くないそうなので、右に打ったら次は左に…という感じで、注射する場所は変えるようにしています。
学 生	おへそのあたりが固くなっているようですね。そのあたりに注射することが多いですか？
患 者	はい、打ちやすいので大体いつもおへその周りです。
学 生	そうですか。ところで、インスリンはどのように保管されていますか？
患 者	飲み薬と同じ棚の中にしまっています。うっかりしていて、使いかけのものが何本かあります。それと、開封していないものは冷蔵庫に入れています。
学 生	そうですか…。使いかけが何本かあるということですが、どのくらい前に開封したか覚えていますか？
患 者	そうですねぇ…半年くらい前のものがあるかもしれません。
学 生	外出する時、インスリンは持って出かけますか？
患 者	はい、忘れないようバッグに1本入れたままにしてあります。

②薬剤部での会話

| 学 生 | ○○さんですが、インスリンは左右交互に注射しているそうです。しかし、臍の周りが打ちやすいので、どうしても同じようなところに注射してしまっているようです。
未開封のインスリンは冷蔵庫で保管しています。ただ、開封したインスリンも何本か持っているそうで、半年くらい前に開封したものも使用しているみたいです。それから、外出時に注射するインスリンはバッグに入れっぱなしだそうです。 |
| 指 導 | ○○さんの場合、年齢的にあまりたくさんのことは一度に伝えられないから、まず、インスリンはお腹の硬い部分を避けて注射することと、開封後のインスリンの使用期限を守ることをしっかり理解してもらいましょう。_{解説4、解説5} |

◆ 6月24日　学生カルテ

#インスリンの管理に関連した保管および使用方法の理解不足

S

・（インスリンは）うっかりしていて、使いかけのものが何本かあります。開封してから半年くらい経つものがあるかもしれません。

・開封していないインスリンは冷蔵庫に保管しています。

・外出用にバッグに1本入れたままにしてあります。

・（注射は）右に打ったら次は左に…という感じで、注射する場所は変えるようにしています。打ちやすいので大体いつもおへその周りです。

O

・58歳より当院に通院開始となり、経口血糖降下薬およびインスリンを開始。

・臍部周辺に皮下腫瘤あり。

・入院時検査所見

（糖質）血糖：276 mg/dL、HbA1c：10.1%、GA：33.1%、CPR：0.69 ng/mL、U-ALB/CRE：384.5 mg/g・CRE

（インスリン抗体）抗 IA-2：0.6 U/mL 未満、ZnT8 抗体：10.0 U/mL 未満
（蓄尿）Ccr：35.76 mL/分/1.73 m²、U-ALB：85.93 mg/day、ALB（CRE 換算）：226.13 mg/g・CRE、U-CPR：5.58 µg/day

・注射薬

インスリン アスパルト　毎食直前（朝 16 単位、昼 16 単位、夕 16 単位）

インスリン グラルギン 450 単位 /1.5 mL　眠前（24 単位）

A

・CPR：0.69 ng/mL でありインスリン依存状態にあるため、今後もインスリンの注射が必要と考えられる。

・開封済みのインスリンを複数本使用していた様子で、期限切れのものを使用していた可能性が高い。

・20 年以上のインスリン使用歴があり、同じ部位への注射が望ましくないことは認識しているようだが、臍の周囲に皮下腫瘤ができており、打ちやすい部位に注射することが多かったと考えられる。血糖コントロール不良の原因の一つとして注射手技の理解不足が考えられる。

・高齢で視力も悪く、本人にインスリンの保管や自己注射の手技について改めて理解してもらうことが必要と思われる。

・インスリンの単位の確認についても検討が必要と思われる。

P

・保管方法に関し、複数のインスリンを開封して使用しないことをはじめ、開封後の期限について重点的に説明する。

・皮下腫瘤を避けて注射することと、ほぼ同じ部位に連続して注射しないことについて指導する。

・多職種カンファレンスでインスリンの単位の確認方法についても検討する。

（3）多職種カンファレンスにおける情報共有と治療方針の確認

◆ 6 月 25 日　多職種カンファレンスによって共有された主な情報と今後の方針[解説 6]

・今回の血糖増悪の原因は、皮下腫瘤への注射、指示量どおりにインスリン注射ができていない可能性、食生活の偏りなどが考えられる。

・MMSE が 29 点であり、認知機能に問題はないが、独居で高齢、弱視、無自覚低血糖もあり、過度の高血糖、低血糖を起こさない程度の血糖コントロールを目指す。

・血糖コントロール目標は 8〜8.5%、下限は 7.5% とする。

・栄養指導で食生活の偏りを是正する。

・廃用予防のためにも、可能な範囲の運動メニューでリハビリを継続してもらう。

・正しいインスリンの注射手技を指導する。

・退院後は、訪問介護の回数を増やすことを家族（息子）に相談する。訪問介護の際にインスリンの単位を確認してもらう。

・訪問介護のない日には、息子からこまめに連絡をとるよう提案する。

(4) 退院後の治療継続のために必要な指導内容の確認

学生 ○○さんですが、インスリンの調整、入院中の食事、皮下腫瘤を避けての注射などによって血糖値が少しずつ良くなってきました。入院直後は血糖値が 500 mg/dL を超えることもありましたが、昨日の毎食前の血糖値は、朝：218 mg/dL、昼：131 mg/dL、夕：165 mg/dL、寝る前：278 mg/dL でした。

指導 良かったですね。体も軽くなったと言っていましたし。

　退院後もインスリンによる治療を継続できるよう、いろいろな人の力を借りる必要があります。明日、息子さんが来院するので、インスリンの注射手技や保管方法をはじめ、低血糖時やシックデイの対応について説明しましょう。

　それから、かかりつけの薬局にも声掛けをお願いした方が良いでしょうね。[解説 7]

学生 はい。わかりました。

3 解説

▶解説 1　糖尿病の病型と病態

　糖尿病患者へのかかわりの第一歩は、患者ごとに糖尿病の病型と病態を理解することである。

　空腹時血中 C ペプチド値（CPR）と 24 時間尿中 C ペプチド排泄量（U-CPR）はインスリン分泌能の指標となる。CPR＜0.6 ng/mL、U-CPR≦20 μg/ 日はインスリン依存状態、CPR≧1 ng/mL は非依存状態の目安である。インスリン依存状態では、生命維持のためにインスリンの注射が必要となる。本症例の患者の場合、膵島関連自己抗体が陰性で、2 型糖尿病と診断されているが、CPR は 0.69 ng/mL、U-CPR は 5.58 μg/day であり、インスリン依存状態にあると考えられる。

▶解説 2　患者の特徴に応じた血糖コントロール目標

　糖尿病治療の目標は、血糖値を適正に管理することで糖尿病に併発しやすい合併症の発症、増悪を防ぎ、生活の質（QOL）を保つことである。血糖コントロールの指標では、過去 1 ないし 2ヵ月間の平均血糖値を反映する HbA1c を重視して主要な判定を行う。また、血糖値は HbA1c を補完する重要な代謝指標である。血糖正常化を目指すための HbA1c の目標は 6.0％未満、合併症予防のための目標は 7.0％未満、治療効果が困難な場合の目標は 8.0％未満である（図表 1）が、年齢、罹病期間、臓器障害、低血糖の危険性、サポート体制などを考慮して個別に設定する。高齢者では認知機能や ADL も考慮した目標を設定し、重症低血糖を防ぐため、併用薬によって下限を設ける（図表 2）。

図表 1　血糖コントロール目標

目　標	コントロール目標値[注4]		
	血糖正常化を 目指す際の目標[注1]	合併症予防 のための目標[注2]	治療強化が 困難な際の目標[注3]
HbA1c (%)	6.0 未満	7.0 未満	8.0 未満

治療目標は年齢、罹病期間、臓器障害、低血糖の危険性、サポート体制などを考慮して個別に設定する。

[注1] 適切な食事療法や運動療法だけで達成可能な場合、または薬物療法中でも低血糖などの副作用なく達成可能な場合の目標とする。

[注2] 合併症予防の観点から HbA1c の目標値を 7% 未満とする。対応する血糖値としては、空腹時血糖値 130 mg/dL 未満、食後 2 時間血糖値 180 mg/dL 未満をおおよその目安とする。

[注3] 低血糖などの副作用、その他の理由で治療の強化が難しい場合の目標とする。

[注4] いずれも成人に対しての目標値であり、また妊娠例は除くものとする。

図表 2　高齢者糖尿病の血糖コントロール目標（HbA1c 値）

患者の特徴・ 健康状態[注1]		カテゴリー I ①認知機能正常 かつ ②ADL 自立	カテゴリー II ①軽度認知障害～ 軽度認知症 または ②手段的 ADL 低下、 基本的 ADL 自立	カテゴリー III ①中等度以上の認知症 または ②基本的 ADL 低下 または ③多くの併存疾患や 機能障害
重症低血糖が危惧される薬剤(インスリン製剤、スルホニル尿素薬（SU薬）、グリニド薬など)の使用	なし[注2]	7.0%未満	7.0%未満	8.0%未満
	あり[注3]	65 歳以上 75 歳未満 7.5%未満 （下限6.5%） / 75 歳以上 8.0%未満 （下限7.0%）	8.0%未満 （下限7.0%）	8.5%未満 （下限7.5%）

治療目標は、年齢、罹病期間、低血糖の危険性、サポート体制などに加え、高齢者では認知機能や基本的 ADL、手段的 ADL、併存疾患なども考慮して個別に設定する。ただし、加齢に伴って重症低血糖の危険性が高くなることに十分注意する。

[注1] 認知機能や基本的 ADL（着衣、移動、入浴、トイレの使用など）、手段的 ADL（IADL：買い物、食事の準備、服薬管理、金銭管理など）の評価に関しては、日本老年医学会のホームページ（http://www.jpn-geriat-soc.or.jp/）を参照する。エンドオブライフの状態では、著しい高血糖を防止し、それに伴う脱水や急性合併症を予防する治療を優先する。

[注2] 高齢者糖尿病においても、合併症予防のための目標は 7.0% 未満である。ただし、適切な食事療法や運動療法だけで達成可能な場合、または薬物療法の副作用なく達成可能な場合の目標を 6.0% 未満、治療の強化が難しい場合の目標を 8.0% 未満とする。下限を設けない。カテゴリー III に該当する状態で、多剤併用による有害作用が懸念される場合や、重篤な併存疾患を有し、社会的サポートが乏しい場合などには、8.5% 未満を目標とすることも許容される。

[注3] 糖尿病罹病期間も考慮し、合併症発症・進展阻止が優先される場合には、重症低血糖を予防する対策を講じつつ、個々の高齢者ごとに個別の目標や下限を設定してもよい。65 歳未満からこれらの薬剤を用いて治療中であり、かつ血糖コントロール状態が図の目標や下限を下回る場合には、基本的に現状を維持するが、重症低血糖に十分注意する。グリニド薬は、種類・使用量・血糖値等を勘案し、重症低血糖が危惧されない薬剤に分類される場合もある。

【重要な注意事項】糖尿病治療薬の使用にあたっては、日本老年医学会編「高齢者の安全な薬物療法ガイドライン」を参照すること。薬剤使用時には多剤併用を避け、副作用の出現に十分に注意する。

▶解説 3　無自覚性低血糖

　自律神経障害のために交感神経刺激症状が欠如する場合や、低血糖を繰り返し経験する場合には、低血糖の前兆がないまま昏睡に至ることがある。

　本症例の患者では、低血糖の自覚症状がないまま意識消失した経験があり、低血糖を起こさない血糖コントロールが必要となる。また、高齢者の重症低血糖は認知症、心血管疾患発症、死亡の危険因子となる。高齢者では 1 回の重症低血糖が認知症の危険因子となり、回数が増えるほどリスクが高くなる。

▶解説 4　皮下腫瘤

　同じ部位へのインスリン注射を繰り返すことによって、皮下の脂肪組織が肥大するリポハイパートロフィーや、局所的なアミロイド沈着が惹起され、ボールのような硬い皮下腫瘤（インスリンボール）が形成される場合がある。このような部位へインスリンを注射すると効果は減弱し、高血糖や血糖値の不安定をもたらす。

▶解説 5　インスリンの保管

　インスリンの長期使用患者であっても、インスリンを正しく保管できていない例が散見される。インスリンの不適切な保管は、効果を減弱させるおそれがある。

　未開封のものは冷凍を避け、冷所保存する。また、開封後は直射日光を避けて室温保存し、期限内に使用する。使用単位によっては期限内に使用しきれない場合もあるため、期限切れのインスリンは使用しないよう注意する必要がある。

▶解説 6　環境調整

　カンファレンスでは情報を共有し、最善の治療を検討する。治療の基本となる食事、運動、薬物療法について、各専門職が意見を出し合うことでより良い治療の提案が可能となる。また、家族によるサポートのみならず、訪問看護や訪問介護などを利用した服薬管理も重要である。

▶解説 7　退院に向けた服薬支援

　低血糖やシックデイへの対応については、支援者（家族等）にも説明することが望ましい。シックデイとは、糖尿病患者が発熱、下痢、嘔吐などのために食事を摂れない状態のことであり、高齢者は陥る頻度が高い。シックデイではさまざまなストレスに対してカテコールアミン、コルチゾールなどのインスリン拮抗ホルモンが増加し、血糖値が上昇することが多いため、食事を摂れなくても自己判断でインスリン注射を中断してはならない。

　高齢者では、一度の説明で理解が得られないこともあるため、繰り返しの指導が必要な場合もある。なお、インスリンの継続を保険薬局と連携して支援することも一つの方法である。

参考文献
・日本糖尿病学会　編著：「糖尿病治療ガイド 2020-2021」、文光堂、2020.
・日本糖尿病学会・日本老年医学会　編著：「高齢者糖尿病治療ガイド 2018」、文光堂、2018.
・日本糖尿病学会　編著：「糖尿病診療ガイドライン 2019」、南江堂、2019.

免疫・アレルギー疾患
―気管支喘息

1 入院時患者情報

- 患者

  23歳・男性

- 診断名

  気管支喘息、骨髄異形成症候群

- 入院目的

  気管支喘息発作の治療

- 現病歴

  4年前（2016年）に汎血球減少を指摘され○○総合病院を紹介受診し、骨髄異形成症候群の診断となった。アザシチジンによる化学療法を施行し、造血幹細胞移植目的に当院紹介受診。同年、同種造血幹細胞移植を施行。現在まで寛解維持している。

  移植後6ヵ月目でGVHD[*1]（口内炎・肺）を発症。1秒率が低下しており、閉塞性細気管支炎疑いで3年前（2017年）の6月に呼吸器内科に紹介された。もともと小児喘息の既往はあるが、湿布貼付後に発作を起こすといったアスピリン喘息を疑うエピソードがあり、現在はアスピリン喘息として呼吸器内科に通院中である。年数回、感冒を契機に喘息発作を起こしており、入院加療歴も複数回ある。

- 今回の入院までの経過

  ・2020/9/27：体調不良にて受診。38℃の発熱。ハイドロコートン点滴。レボフロキサシン錠500 mg、プレドニン錠20 mgを7日分処方され帰宅。

  ・2020/10/14：10/13夕より38.2℃の発熱あり。黄色痰あり。インフルエンザは陰性。明らかな肺炎像なく気管支炎の診断でオーグメンチン、アモキシシリン処方。喘鳴ありネブライザー施行。

  ・2020/10/16：10/14以降痰の量は減ってきたが、相変わらず夜になると39℃の発熱あり。息苦しさも感じるため救急外来受診。BT：37.7℃、室内気でSpO$_2$：86%であり、上下気道炎＋喘息発作として同日入院。

- 持参薬

  ・当院（呼吸器内科）

プランルカストカプセル 112.5 mg	1回2カプセル（1日2回）	朝夕食後
アンブロキソール錠 15 mg	1回1錠（1日2回）	朝夕食後
カルボシステイン錠 500 mg	1回1錠（1日2回）	朝夕食後
チペピジン錠 10 mg	1回1錠（1日3回）	朝昼夕食後
シムビコートタービュヘイラー60吸入	1回1吸入（1日2回）	朝夕

ハイドロコートン：ヒドロコルチゾンリン酸エステル、プレドニン：プレドニゾロン、オーグメンチン：クラブラン酸・アモキシシリン

[*1] GVHD（graft-versus-host disease）：移植片対宿主病

・当院（血液内科）

ミノドロン酸錠 50 mg　　　　1 回 1 錠（1 日 1 回）　起床時　月 1 回

モンテルカスト OD 錠 10 mg　1 回 1 錠（1 日 1 回）　眠前

アシクロビル錠 200 mg　　　　1 回 1 錠（1 日 1 回）　夕食後

・10/14 に追加された薬剤

クラブラン酸・アモキシシリン配合錠 250RS　1 回 1 錠（1 日 3 回）　　朝昼夕食後

アモキシシリンカプセル 250 mg　　　　1 回 1 カプセル（1 日 3 回）　朝昼夕食後

レボフロキサシン錠 500 mg　　　　　　1 回 1 錠（1 日 1 回）　　　　朝食後

コデイン錠 20 mg　　　　　　　　　　1 錠　　　　　　　　　　　　（咳が出る時）

■ アレルギー

　アルコールで発赤、フルルビプロフェンパップおよびロキソプロフェンで喘鳴、ソル・コーテフおよび山芋で掻痒感

■ 入院時検査所見

（血算）

WBC：8.6×10^3 個/μL　　RBC：4.65×10^6 個/μL　　HGB：15.5 g/dL

HCT：45.5%　　　　　MCV：97.8 fl　　　　　MCH：33.3 pg

MCHC：34.1%　　　　PLT：255×10^3 個/μL

（生化学）

AST（GOT）：16 U/L　　ALT（GPT）：6 U/L　　LD（LDH）：156 U/L

ALP：257 U/L　　　　γ-GTP：10 U/L　　　T-BIL：0.5 mg/dL

TP：6.5 g/dL　　　　　ALB：3.7 g/dL　　　　UA：7.2 mg/dL

UN：8 mg/dL　　　　　CRE：0.85 mg/dL　　　Na：136 mmol/L

K：4.0 mmol/L　　　　Cl：101 mmol/L

（糖質）

CRP：5.3 mg/dL

（細菌検査結果）

・10/14　尿中レジオネラ抗原：陰性、尿中肺炎球菌抗原：陰性、インフルエンザ・ウイルス A 型抗原：陰性

・10/16　インフルエンザ・ウイルス B 型抗原：陰性

・10/17　喀痰（*Streptococcus* species（α 溶血株）：150 コ、*Neisseria* species：150 コ、グラム陰性桿菌：50 コ）

（CXp）

両肺野に淡い浸潤影。

■ 入院後開始薬

ステロイド治療

10/16（23 時）：リンデロン注 2 mg（点滴）

シムビコート：ブデソニド＋ホルモテロールフマル酸塩水和物、ソル・コーテフ：ヒドロコルチゾンコハク酸エステル

10/17-19（9時、17時）：リンデロン注 2 mg（点滴）

10/20-21（9時）：リンデロン注 2 mg（点滴）

10/22：リンデロン点滴終了

#抗菌薬治療

10/16-20：アンピシリン・スルバクタム 3 g×3 回/日

10/17：アジスロマイシン成人用 DS 2 g

2 薬学的管理と経過

（1）喘息発作の病態理解

薬剤部にて　10/20

指 導　喘息発作で入院した患者さんです。カルテからどんな症状が出現していることが確認できますか？　また、発作に対してどのような治療が開始されていることが確認できますか？

学 生　喘息なので、喘鳴や呼吸困難感が該当すると思います。喘息は炎症が起こる疾患であるため、抗炎症効果を期待してステロイドであるリンデロンが開始されたのだと思います。

指 導　そうですね。パルスオキシメーターで SpO_2 が低値であることも発作の症状を反映していると思います。[解説1]

何か薬の使用にあたって注意することはありますか？

学 生　アスピリン喘息と診断されていて、薬のアレルギーも多いです。

指 導　ソル・コーテフにアレルギーがありますね。この患者さんにリンデロンが選択されたのは、アスピリン喘息があるからですよ。

学 生　NSAIDs[*2] はアスピリン喘息で使用できないことは勉強していましたが、ステロイドの注射薬にも使い分けがあることは知りませんでした。[解説2] 喘息の症状に悪化がないかについても聞いてみます。

（2）アドヒアランスを考慮した薬物治療の提案

①患者との面談

学 生　入院してから苦しさがひどくなったり、発作が起こるようなことはありましたか？

患 者　いまは苦しくはないです。点滴してから呼吸は楽になっています。

学 生　抗菌薬と、発作の治療のために炎症を抑えるステロイドという薬の点滴を行っています。胃もたれや下痢の症状はありませんか？

患 者　ありません。

学 生　良かったです。飲み薬や吸入薬のことについてお伺いしてもよろしいでしょうか。薬は毎日忘れずに飲めていますか？

患 者　飲んでいます。でも、種類が多いでしょ？　減らすことはできませんか？

学 生　大変ですよね、考えてみます。吸入薬を吸い忘れてしまうことはありますか？

....

リンデロン：ベタメタゾンリン酸エステル

*2 NSAIDs（non-steroidal anti-inflammatory drugs）：非ステロイド性抗炎症薬

患者	忘れないように気をつけていますが、たまに忘れます。仕事が忙しい時とか…。
学生	吸入薬は職場で使われるのですか？
患者	吸入薬は常に携帯していますが、普段は自宅で使っています。忘れないように意識しているんですが、会社から帰宅して疲れていたりすると、夜分を吸い忘れることがたまにあります。
学生	わかりました。ありがとうございます。

②薬剤部にて　10/22

指導	どうでした？
学生	○○さんですが、息苦しさは減ってきていると話されていました。静注ステロイドによる過敏症は出現していませんでした。ただ、気になった点があって、自宅で吸入をたまに忘れてしまうそうです。それと飲み薬の量が多いことを負担に思っている様子でした。
指導	忘れてしまう要因は何でしょうか？
学生	会社から帰宅した後の夜分の吸入を忘れることが多いそうです。
指導	吸入忘れを防ぐことができる何か良い方法はありますか？　飲み薬も多いと感じているそうですが、どうしてロイコトリエン受容体拮抗薬を2種類使っているのでしょうか？
学生	調べてみます。それと薬の整理は可能かも考えてみます。

〈入院の治療経過〉

　喘息症状は改善し、リンデロン注は漸減され10/22に終了となった。酸素投与も10/23に終了となり、退院が決定した。

③学生による調査

学生	シムビコートの同種同効薬を調べたところ、レルベアは吸入が1日1回ですむため、吸入の負担を軽減できるかもしれません。朝よりも夜の吸入をできないことがあるそうなので、シムビコートは中止して、代わりにレルベアを朝に吸入するように変更すれば継続性が期待できると思いました。
指導	1日1回の製剤の方が生活スタイルに合っていそうですね。喘息治療は環境の変化などで発作が誘発されるから、急性発作への対応について考えておく必要があります。シムビコートの時にはSMART療法[*3]を実施されていましたが、レルベアに切り替えた場合は発作治療薬をどうしたら良いでしょうか？
学生	「喘息予防・管理ガイドライン」[1)]によると、発作治療薬にはSABA[*4]を選択するとの記載がありました。そのため、SABAの処方も必要になると思いました。吸入デバイスに充填されたSABAには、プロカテロール、サルブタモール、フェノテロールがありました。
指導	内服薬に関してはどうでしょう？　見直す点はありましたか？
学生	現在ロイコトリエン受容体拮抗薬を2種類服用されていますが、単剤へ変更しても良い

レルベア：ビランテロール・フルチカゾンフランカルボン酸エステル

[*3] SMART療法：single maintenance and reliever therapy

[*4] SABA（short-acting β_2-agonist）：短時間作用性β_2刺激薬

と思います。モンテルカストとプランルカストは同じロイコトリエン受容体を作用点としていますし、用量を増やしても効果が同じであったため、用量が固定されているというデータがありました[2)、3)]。したがって、ロイコトリエン受容体拮抗薬併用による効果の上乗せは期待できない可能性が考えられます。

指導 薬歴やカルテをさかのぼると、血液内科では骨髄移植後の合併症である閉塞性細気管支炎に対して、呼吸器内科では喘息に対して、それぞれロイコトリエン受容体が処方されているようですね。治療対象の疾患が診療科ごとに異なっていたために重複してしまったのでしょうか？　データを示して単剤への変更が可能であるか医師に相談してみましょう[解説3、解説4]。

◆ 10月20日　学生カルテ

#1　吸入薬のアドヒアランス不良

S

・（吸入薬については）忘れないように気をつけていますが、たまに吸い忘れることがあります。仕事が忙しい時とか…。

・吸入薬は常に携帯していますが、普段は自宅で使っています。忘れないように意識はしているんですが、会社から帰宅して疲れていたりすると、夜分を吸い忘れることがたまにあります。

O

・喘息発作のため緊急入院。過去にも発作による入院加療歴が複数回あり。

・吸入薬：シムビコートタービュヘイラー60吸入　1回1吸入（1日2回）　朝夕

A

　喘息発作による入院加療歴が過去にもあり、吸入薬を忘れないようにしようという意識はあるが、それでも自宅で吸入を忘れてしまうことがあった。継続の重要性を改めて伝えることによってアドヒアランスの向上が期待できるかもしれない。仕事との兼ね合いから、朝分よりも夜分を忘れてしまう頻度が多い。喘息発作の原因の一つとして吸入薬のアドヒアランス不良の可能性が考えられる。1日2回のシムビコートから1日1回のレルベアへの切替えによって吸入忘れを軽減できると思われる。

P

・吸入薬継続の意義について説明する。

・現在の吸入薬の使用状況を医師へ情報提供し、シムビコートからレルベアへの変更を提案する。

#2　同種同効薬の重複

S

（「薬は毎日忘れることなく飲めていますか？」との問いに）

・飲んでいます。でも、種類が多いでしょ？　減らすことはできませんか？

O

現在の服用薬剤（一部抜粋）

・当院（呼吸器内科）

プランルカストカプセル 112.5 mg 　　　1回2カプセル（1日2回）　朝夕食後

・当院（血液内科）

モンテルカストナトリウム OD 錠 10 mg 　1回1錠（1日1回）　　　　眠前

A

・剤数の多さが服用の負担感の一因になっている可能性が考えられる。

・プランルカストとモンテルカストは薬効が重複している。増量しても効果は増加しないというデータや、同一受容体に働くという薬理作用をふまえると、いずれか単剤のみに変更しても期待される効果は同等と考えられる。

P

・ロイコトリエン受容体拮抗薬の単剤への変更について、医師・患者へ相談する。

〈入院の治療経過〉

医師・患者と協議した結果、次のように薬剤整理をすることとなった。

・シムビコートとプランルカストは中止

・レルベア 200 エリプタ（1回1吸入（1日1回 朝））とプロカテロールエアー（発作時1回1吸入）を追加

喘息症状は改善し、リンデロン注は漸減され 10/22 に終了となった。酸素投与も 10/23 に終了となり、退院が決定した。

| 学 生 | 今度は薬を変更した後の症状や、アドヒアランスの変化を確認していきたいです。 |

| 指 導 | 可能であれば、次回の外来受診日に患者さんに会いに行って状況を確認しましょう。 |

3 解説

▶解説 1 　喘息発作の病態理解

気管支喘息は慢性の気道炎症をきたす疾患であるが、感染や抗原曝露を契機にしばしば喘息症状の急性悪化、いわゆる発作を引き起こす。喘息発作では気道平滑筋の収縮と気道炎症に伴う浮腫や分泌物によって呼気気流が低下する。また、発作性の気道狭窄により、気管支喘息の症状である喘鳴・咳・痰、呼吸困難を呈する。したがって、気管支拡張薬や抗炎症薬（ステロイド）による気道狭窄・炎症の改善と換気不全に対する呼吸管理が治療の中心となる。

▶解説 2 　アスピリン喘息患者に対するステロイド注射薬の選択

アスピリン喘息とは、アスピリンに対するアレルギーではなく、シクロオキシゲナーゼ（COX）-1阻害作用を持つ非ステロイド性抗炎症薬（NSAIDs）により、強い気道症状を呈する非アレルギー性の不耐症である。アスピリン喘息の患者では静注ステロイドの急速静注によって発作が悪化しやすい。特にコハク酸エステル型ステロイド製剤（サクシゾン、ソル・コーテフ、ソル・メドロール、

水溶性プレドニンなど）の急速投与では、重い喘息発作が生じやすいことが知られている。リン酸エステル型ステロイド製剤（ハイドロコートン、リンデロン注、デカドロン注など）は、比較的安全に使用できる。しかし、急速投与は安全とはいえず、ゆっくり点滴静注投与することが推奨される。

▶解説 3　吸入療法の実際

慢性疾患である喘息は症状が改善しても気道炎症は残存しており、長期の管理を要する。吸入療法は喘息の薬物治療の中心であり、吸入ステロイド薬/長時間作用性 β_2 刺激薬（ICS/LABA）を長期継続する必要がある。吸入薬は正しく使いこなせてはじめて薬効を期待できる。したがって吸入手技の習得と吸入の継続的な実施が重要である。一方、手技の煩雑さを伴うという特性から吸入薬のアドヒアランスはしばしば実臨床で問題視される。吸入治療を始めて症状が良くなると吸入をやめてしまい、喘息コントロールが乱れてしまうというケースも報告されている。そのため、定期的な吸入指導は欠かせない。

▶解説 4　同種同効薬やデバイスの使い分け

アドヒアランスが問題となる場合、できるだけ患者の生活に合った投与方法を考え、薬の使用を習慣づけてもらう必要がある。同種同効薬や用法の整理はアドヒアランスの向上が期待できる工夫の一つである。吸入薬は近年デバイスの種類が増えており、吸入操作や用法用量が製剤ごとに異なる。吸入手技の習得や吸入療法の継続は治療に重要である。手技やアドヒアランスを確認し、患者の状況に応じたデバイスを検討する。

参考文献

1) 日本アレルギー学会喘息ガイドライン専門部会　監修、「喘息予防・管理ガイドライン 2018」作成委員　作成：「喘息予防・管理ガイドライン 2018」、協和企画、2018.
2) オノンカプセル 112.5 mg インタビューフォーム、2017 年 10 月（改訂第 11 版）
3) Knorr B, *et al*.: Montelukast adult（10-mg film-coated tablet）and pediatric（5-mg chewable tablet）dose selections. J. Allergy Clin. Immunol., 106（3 Suppl）: S171-S178, 2000.

サクシゾン：ヒドロコルチゾンコハク酸エステル、ソル・メドロール：メチルプレドニゾロンコハク酸エステル、デカドロン：デキサメタゾンリン酸エステル

6

感染症―市中肺炎に対する抗菌薬適正使用と TDM*[1]

1 入院時患者情報

- 患者

  75歳・女性

- 診断名

  市中肺炎

- 入院目的

  肺炎治療

- 既往歴

  62歳：発作性心房細動

  65歳：慢性閉塞性肺疾患

- 現病歴

  2020年1月上旬より感冒症状があり、自宅で市販薬を内服して経過観察していたが、労作時の呼吸困難感の増悪があり、予約外受診した。市中肺炎疑いのため、緊急入院となった。

- 内服薬

バイアスピリン錠100 mg	1回1錠（1日1回）	朝食後
スピリーバ2.5 μg レスピマット60吸入	1回2吸入（1日1回）	朝

- アレルギー歴

  なし

- 入院時現症

  身長：165 cm、体重：52 kg、体温：37.8℃、血圧：138/67、脈拍：75/分

- 入院時検査所見

  （血算）

WBC：7.1×10^3 個/μL	RBC：3.15×10^6 個/μL	HGB：10.9 g/dL
HCT：30.2%	PLT：240×10^3 個/μL	

  （生化学）

AST（GOT）：34 U/L	ALT（GPT）：28 U/L	LD（LDH）：278 U/L
ALP：274 U/L	γ-GTP：32 U/L	ChE：509 U/L
CK（CPK）：34 U/L	AMY：40 U/L	T-BIL：1.3 mg/dL
TP：6.0 g/dL	ALB：3.2 g/dL	UA：3.5 mg/dL

バイアスピリン：アスピリン腸溶錠、スピリーバ：チオトロピウム臭化物水和物

*[1] TDM（therapeutic drug monitoring）：治療薬物モニタリング

UN：21 mg/dL　　　CRE：0.66 mg/dL　　　eGFR：88 mL/分

Na：124 mmol/L　　K：5.2 mmol/L　　　Cl：102 mmol/L

Ca：8.1 mg/dL　　　Mg：1.7 mg/dL　　　BNP：120.2 pg/mL

CRP：19.12 mg/dL　　（1→3）-β-D-グルカン：＜2.46 pg/mL

マイコプラズマ抗体：40 倍未満

- 培養

喀痰培養、血液培養提出中

2 薬学的管理と経過

（1）day0：薬剤部にて①

新・薬　緊急入院された患者にバンコマイシン（VCM）が処方されたみたいです。1 g 1 日 2 回で開始されていますが、体格や腎機能からは問題なさそうです。長く続けそうか確認して、医師に治療薬物モニタリング（TDM）を依頼しておきます。学生にも TDM を経験してもらう良い機会になりますね。

指導　そうですね。

（2）day3：薬剤部にて②

新・薬　先日話していた症例に TDM のオーダーが入りました。今日、測定のようです。

指導　よろしく。ところで、何の疾患ですか？

新・薬　わかりません。学生と一緒に調べて「抗菌薬 TDM ガイドライン」を使って投与設計しておきます。

学生　患者さんは肺炎で、VCM の血中濃度は 12.6 μg/mL だったようです。カルテ記載によると投与開始して 3 日目で、「抗菌薬 TDM ガイドライン」をふまえると適正な濃度だと思います^{解説 1}。

指導　トラフの血中濃度かどうか確認してみましょう。採血時刻は大切ですからね。トラフであることを確認できたら、血中濃度はこのまま維持されるのか、それとも今後上昇するのか予測してください。

学生　病棟の担当看護師に電話してみます。

（3）病棟への電話後

学生　採血は点滴の直前に行われたと確認できました。

腎機能も良さそうな方なので VCM の血中濃度はおそらく定常状態だと思います。トラフ濃度はこのまま安定すると考えました。

指導　妥当な予測だと思いますよ。培養で菌は何か出ていますか？　併用薬はありますか？

学生　培養は喀痰と血液を提出中のようです。メロペネム（MEPM）を併用しています。

指導　え？　なぜ、そんな抗菌薬を使っているの？　VCM と MEPM を選択した理由はカルテに書いてありますか？

学生　カルテには書いてありませんが、CRP も高かったようですし、重症と判断したのかもし

れません。

指導　担当医師に状況を確認してみましょう。CRP だけで病態を判断してはいけないし、緑膿菌や MRSA[*2] が出ていないのに MEPM と VCM を使う理由は何でしょうね？　患者さんにも実際に会ってきてください。

新・薬　分かりました。どんな肺炎という診断で現在の状況が重症なのか聴いてみましょう。

学生　はい。

(4) 患者との会話

学生　初めまして。薬学生の　学生　です。治療を始めて具合はいかがですか？

患者　家にいた時は、風邪かなと思って市販薬で様子を見ていたのですが、1 週間経っても熱が下がらなくて、咳もひどいし受診することにしました。点滴を始めてから翌日には熱も下がって良くなりました。

学生　今回使った点滴ですが、人によっては首にかゆみが出たりする方もいます。そのような症状はありましたか？

患者　特にありませんでした。

(5) 医師への電話後

新・薬　一般的な市中肺炎という診断のようです。培養結果も揃ってきたみたいで、血液培養は陰性で、喀痰からも α-Streptococcus と Neisseria sp. しか検出されていないようです。それと緑膿菌や MRSA は出ていないようです。抗菌薬の投与で良くなってきているって感謝していました。

指導　MEPM と VCM を組み合わせて良くならないと大変ですよ。抗菌薬適正使用の観点から、抗菌薬の投与前には各種培養の提出が推奨されていますよね。「成人肺炎診療ガイドライン」に基づいて見てみるとどうなっていますか？[解説 2]

(6) 学生による調査

学生　MEPM と VCM の併用は相当重症な状況か、耐性菌が検出された状況で使う組み合わせです。スルバクタム/アンピシリン（ABPC/SBT）やセフトリアキソン（CTRX）などの単剤治療が推奨されているようですので、変更しても良いと思います。

新・薬　TDM に集中していて、そもそも適切な処方薬かどうかを考えていませんでした…。医師に抗菌薬の必要性や de-escalation[*3] の可否について話してみます。

指導　お願いします。

(7) 医師への提案

新・薬　VCM の血中濃度について学生から報告させてください。

学生　VCM の血中濃度に関する報告です。今日の測定結果は 12.6 μg/mL であり、初回の TDM

[*2] MRSA (methicillin-resistant staphylococcus aureus)：メチシリン耐性黄色ブドウ球菌
[*3] de-escalation（デ・エスカレーション）：Case 7（p.75）参照

としてガイドラインの目標に到達しています。腎機能の低下やアレルギー反応などは起きていないでしょうか？

医師 だいぶ良くなってきていて、副作用も起きていません。このまま続けられそうです。

学生 安全に使用できて良かったです。ですが、先生の使用している組み合わせは、広いスペクトルをカバーする一方で、耐性菌を生み出す可能性もあります。市中肺炎のエンピリック治療であればガイドラインの中で ABPC/SBT や CTRX などが推奨されているようです。

医師 そうでしたか。症状も良くなっているし、耐性菌を作ってしまっても困るので、CTRX に変えてみようと思います。ありがとうございました。

◆ 1 月 23 日　学生カルテ

#肺炎治療薬の TDM と薬剤の選択

S

・市販薬で様子を見ていたのですが、3 日経っても熱が下がらなくて、咳もひどいし受診することにしました。点滴を始めてから翌日には熱も下がって良くなりました。副作用も特にありませんでした。

O

・75 歳、女性、身長 165 cm、体重 52 kg
・市中肺炎
・培養結果
　血液培養：陰性
　喀痰：α-*Streptococcus* と *Neisseria* sp.
・抗菌薬：MEPM（1 g×3、8 時間ごと）と、VCM（1 g×2、12 時間ごと）
・腎機能：ALB：3.5 g/dL、UA：3.0 mg/dL、UN：20 mg/dL、CRE：0.70 mg/dL、eGFR：84 mL/ 分
・バイタルサインや炎症所見
　体温：36.5℃、血圧：125/67、脈拍：71/分、WBC：6.8×10³ 個 /μL、CRP：5.40 mg/dL
・VCM の血中濃度：7：00　12.6 μg/mL（トラフ値）

A

・MEPM について
体格および腎機能から投与量としては適正量となっている。
・VCM について
3 日前より 1 回 1g×2（12 時間ごと）で開始し、本日の血中濃度は腎機能が正常であることからほぼ定常状態のトラフ値であると考えられる。重症感染症であればさらなる増量も検討される状況である。
・市中肺炎に対する抗菌薬治療に関して
MEPM と VCM の併用により、肺炎の症状は改善傾向にある。一方で、培養結果から緑膿菌や MRSA などの耐性菌の検出もなく、MEPM と VCM でなくても肺炎治療は遂行できそうである。「成人肺炎診療ガイドライン」には入院を要する市中肺炎の第一選択薬として CTRX

やABPC/SBTなどが挙げられており、培養結果と照らし合わせても、これらにde-escalationができるのではないかと医師に提案した。

P

MEPMとVCMの併用療法からCTRX単剤治療へ変更することとなった。

3 解説

▶解説 1　VCM の TDM

VCM投与患者のTDMの適応として、「4日以上VCM治療を行う可能性のある場合」にTDMを実施することが推奨されている。1日2回投与の場合、腎機能が正常であれば定常状態に達していると考えられる4-5回投与直前（3日目）にトラフ採血を行い、TDMを行うことが目安とされている。一般的なVCMの目標トラフ値は10-20 μg/mLとされている。特に肺炎（院内肺炎、医療・介護関連肺炎）では、良好な臨床効果を得るためにトラフ値を15-20 μg/mLとして治療することが推奨されている。

▶解説 2　市中肺炎に対する抗菌薬治療

市中肺炎は初診時に原因微生物を同定できることは少なく、通常はエンピリック治療が行われる。医師は、まず重症度（**図表 1**）を判断したうえで、原因菌の統計的頻度、非定型肺炎の可能性などもふまえて抗菌薬を選択する（**図表 2**、**図表 3**）。原因菌として最も多いのは肺炎球菌であり、次いでインフルエンザ菌が挙げられる。軽症肺炎では肺炎マイコプラズマの場合も多い。軽症～中等症の治療では外来にて経口のβラクタマーゼ阻害薬配合ペニシリン系薬や経口レスピラトリーキノロン薬が選択されることが多い。非定型肺炎が疑われる場合にはマクロライド系薬が選択される。中等症～重症の治療では、初期から静注薬を開始することが推奨される。βラクタマーゼ阻害薬配合ペニシリン系（アンピシリン・スルバクタム）、第三世代セファロスポリン系（セフトリアキソンあるいはセフォタキシム）、あるいはレボフロキサシンが選択肢となる。可能であれば早期に経口剤に切り替える。重症～超重症の治療では、個々の患者において耐性菌のリスクを考慮した抗菌薬選択を検討する。

図表 1　A-DROP システム

A（Age）：男性 70 歳以上、女性 75 歳以上
D（Dehyration）：UN 21 mg/dL 以上または脱水あり
R（Respiration）：SpO$_2$ 90%以下（PaO$_2$ 60 torr 以下）
O（Orientation）：意識変容あり
P（Blood Pressure）：血圧（収縮期）90 mmHg 以下

軽症：上記 5 つの項目のいずれも満たさないもの
中等症：上記項目の 1 つまたは 2 つを有するもの
重症：上記 3 つを有するもの
超重症：上記項目の 4 つまたは 5 つを有するもの
ただし、ショックがあれば 1 項目でも超重症とする

図表 2　市中肺炎における細菌性肺炎と非定型肺炎の鑑別項目

> 1) 年齢 60 歳未満
> 2) 基礎疾患がない
> 3) 頑固な咳がある
> 4) 胸部聴診上所見が乏しい
> 5) 痰がない、あるいは迅速診断法で原因菌が証明されない
> 6) 末梢血白血球数が 10,000/μL 未満である

肺炎マイコプラズマおよびクラミジア属で検討されたもの

図表 3　市中肺炎におけるエンピリック治療抗菌薬

外来患者群	一般病棟入院患者群	集中治療室入院患者群
・β-ラクタマーゼ阻害薬配合 ・ペニシリン系薬[*1] ・マクロライド系薬[*2] ・レスピラトリーキノロン[*3, *4] **注射薬** ・セフトリアキソン ・レボフロキサシン[*4] ・アジスロマイシン	**注射薬** ・スルバクタム・アンピシリン ・セフトリアキソン or 　セフォタキシム ・レボフロキサシン[*4] ※非定型肺炎が疑われる場合 ・ミノサイクリン ・レボフロキサシン[*4] ・アジスロマイシン	**注射薬** A 法：カルバペネム系薬[*5] or 　　　　タゾバクタム・ピペラシリン B 法[†]：スルバクタム・アンピシリン or 　　　　セフトリアキソン or セフォタキシム C 法：A or B 法＋アジスロマイシン D 法：A or B 法＋レボフロキサシン[*4, *6] E 法：A or B or C or D 法＋抗 MRSA 薬[*7]

[*1] 細菌性肺炎が疑われる場合：スルタミシリン、アモキシシリン・クラブラン酸（高用量が望ましく、具体的な投与量は「市中肺炎診療ガイドライン 2017」の「参考資料：代表的な抗菌薬名と用法・用量」を参照）
[*2] 非定型肺炎が疑われる場合：クラリスロマイシン、アジスロマイシン
[*3] 慢性の呼吸器疾患がある場合の第一選択薬：ガレノキサシン、モキシフロキサシン、レボフロキサシン、シタフロキサシン、トスフロキサシン
[*4] 結核に対する抗菌力を有しており、使用に際しては結核の有無を慎重に判断する
[*5] メロペネム、ドリペネム、ビアペネム、イミペネム・シラスタチン
[*6] 代替薬：シプロフロキサシン[*4] or パズフロキサシン[*4]
[*7] MRSA 肺炎のリスクが高い患者で選択する：リネゾリド、バンコマイシン、テイコプラニン、アルベカシン
[†] 緑膿菌を考慮しない場合

参考文献

日本化学療法学会、日本 TDM 学会：「抗菌薬 TDM ガイドライン改訂版」、2016.
日本呼吸器学会：「成人肺炎診療ガイドライン 2017」、2017.

Case

7

感染症
―発熱性好中球減少症（FN）*¹

1 入院時患者情報

- **患者**

  60 歳・男性

- **診断名**

  限局型小細胞肺がん

- **既往歴**

  55 歳：高血圧、慢性閉塞性肺疾患

- **生活歴**

  喫煙歴：20 本/日×30 年

  飲酒：習慣なし

  粉塵吸入歴：なし

  アスベスト吸入歴：なし

- **現病歴**

  55 歳より近医にて高血圧及び慢性閉塞性肺疾患加療。2020 年 4 月、検診にて左肺門部腫瘤影を指摘され、紹介受診。気管支鏡検査施行され、小細胞肺がんの診断となる。がん化学療法 1ST ラインとして PE 療法（シスプラチン＋エトポシド）1 コース目施行のため入院となった。

- **持参薬**

ニフェジピン CR 錠 20 mg	1 回 1 錠（1 日 1 回）	朝食後
シムビコートタービュヘイラー60 吸入	1 回 1 吸入（1 日 2 回）	朝夕
スピリーバ 2.5μg レスピマット 60 吸入	1 回 2 吸入（1 日 1 回）	朝

- **アレルギー・副作用歴**

  なし

- **入院時現症**

  身長：172 cm、体重：65.0 kg、体温：36.2℃、血圧：134/86 mmHg、脈拍：82 回/分、呼吸数：19 回/分、SPO_2：97%（室内気）、PS：1

- **入院時検査所見**

  （血算）

WBC：$6.0×10^3$ 個/μL	RBC：$4.69×10^6$ 個/μL	HGB：13.9 g/dL
HCT：41.9%	MCV：89.3 fl	MCH：29.6 pg
MCHC：33.2%	PLT：$215×10^3$ 個/μL	

シムビコート：ブデソニド＋ホルモテロールフマル酸塩水和物、スピリーバ：チオトロピウム臭化物水和物
*¹ FN：febrile neutropenia

（末血）

SEG：51.1%　　　　　EOS：1.8%　　　　　BA：0.7%

MO：3.8%　　　　　　LY：42.6%

（生化学）

AST（GOT）：26 U/L　　ALT（GPT）：22 U/L　　LD（LDH）：177 U/L

ALP：216 U/L　　　　γ-GTP：41 U/L　　　T-Bil：0.9 mg/dL

TP：8.0 g/dL　　　　ALB：4.3 g/dL　　　UA：6.9 mg/dL

UN：23 mg/dL　　　　CRE：0.89 mg/dL　　eGFR：68.0 mL/min

Na：141 mEq/L　　　　K：4.0 mEq/L　　　Cl：105 mEq/L

Ca：9.1 mg/dL　　　　CRP：0.14 mg/dL

（凝固）

APTT：28.0 秒　　　　PT-INR：1.00　　　D-ダイマー：0.1 μg/mL

（腫瘍マーカー）

CEA：2.1 ng/mL　　　CYFRA：2.0 ng/mL　　ProGRP：153.5 pg/mL

2 薬学的管理と経過

（1）患者の病態

① 6 月 12 日（day8）：ベッドサイドにて

〈悪心が続いているため、昼食後にベッドサイドに向かった。うどんをなんとか半分食べていた〉

学生 ○○さん、お加減は如何ですか？

患者 気持ち悪いのは少しずつ良くなっている感じで昼食は食べられるかなと思っていましたが、昼食前から急に熱っぽくなって…。ご飯もあまり食べられませんでした。

学生 熱が出てしまったんですね。何℃でしたか？　アイスノンなど何か熱に対して必要ですか？

患者 37.9℃でした。アイスノンは今のところ大丈夫です。欲しくなったら看護師さんにお願いします。ありがとう。

②薬剤部での会話

学生 食事摂取量は 50%程度でした。患者さんは、悪心は改善傾向にあるとおっしゃっていましたが、急な熱発もあって昼食は残してしまったとのことでした。解熱すれば食事も摂れそうですし、経過観察で良いでしょうか？

指導 悪心は経過観察で良いと思います。それより発熱の方が問題ですね。今日は化学療法後何日目でしたか？　熱は何℃ありましたか？

学生 今日は day8 です。37.9℃でした。

指導 熱以外の感染症関連の症状はどうですか？　それと、今日は採血していますか？

学生 昼食前の看護記録では、血圧 124/81 mmHg、心拍数 106 拍/分、呼吸数 22 回/分でした。下痢やその他の新たな症状はありません。意識は清明でした。今日は採血していません。day6 に採血しており、次回採血は明日（day9）の予定です。

指導 day6 の WBC と好中球数はいくつでしたか？

| 学生 | WBC は 5.3×10^3 個/μL、SEG は 83.2%でしたので、好中球数は 4409 個/μL です。[解説1] |

| 指導 | 単球は？ |

| 学生 | 0.4%と低値でした。 |

| 指導 | 一昨日の単球が低いから、今日の好中球数はかなり低下している可能性があるので、その場合 FN として治療をする必要がありますね。今日これから採血もして好中球数を確認しておいた方が良いと思います。 |

| 学生 | 一昨日の単球が低いと、今日の好中球数は低くなるんですか？ |

| 指導 | 単球は、好中球数の推移を前倒ししたような推移になることが多いんです。好中球数より先に低下し始めて、好中球数より先に回復し始めるので、単球の推移は好中球数の推移を予測するのに役立つんですよ。つまり、この患者さんだと day6 で単球がかなり低値となっているから、好中球数が急激に低下することが予測されるわけです。 |

（2）FN の治療方針

①薬剤部での会話①

| 指導 | FN に対してどういう治療を行うか調べましたか？ |

| 学生 | 「FN 診療ガイドライン」を読みました。抗緑膿菌作用が強く、かつ広域の抗菌薬をまず投与するとのことでした。セフェピム 2 g を 12 時間ごとではいかがでしょうか？ |

| 指導 | そうですね…。ただ、もう少しポイントがあって、FN 治療には①迅速な対応、②適切な抗菌薬の選択、③適切な抗菌薬の投与量という重要な 3 大原則があります。早速患者さんの様子を見てから、医師と協議しましょう。 |

②ベッドサイドにて①

| 指導 | ○○さん、熱は変化ありますか？　先ほどは 37.9℃だったとのことですが。 |

| 患者 | 熱が上がっている気がして…。今測ったら 38.7℃でした。…しんどいです。 |

| 指導 | わかりました。すぐに先生に報告して対応を協議します。 |

③病棟スタッフステーションにて（医師との会話）

| 指導 | ○○さんが 38.7℃の熱発があります。一昨日の採血では好中球数は 4409 個/μL でしたが、単球が 0.4%とかなり低値でしたので、今日の好中球数はもっと低くなっている可能性があります。FN と思いますが、いかがでしょうか？ |

| 医師 | 高熱ですね。FN に準じた対応にしましょう。採血して、血液培養 2 セットとって、セファゾリンをすぐに開始します。 |

| 指導 | FN 初期治療では緑膿菌をカバーすることが「FN 診療ガイドライン」で推奨されています。腎障害はありませんので、セフェピム 2 g を 12 時間ごとが良いと思います。 |

| 医師 | わかりました。セフェピムをすぐに開始します。 |

④ベッドサイドにて②

| 指導 | ○○さん、熱以外に何か新たな症状はありませんか？　息苦しくなったとか、便が緩くなったとか。 |

| 患者 | 熱以外には特にありません。 |

| 指導 | わかりました。先ほど先生と感染症に対する治療について相談してきました。抗がん薬の副作用で好中球数が低下することがあるというお話を治療前にもしましたが、かなり低下していると感染症にかかりやすくなり、非常に危険な状態になります。ただし、危険な菌はわかっていますので、その菌に効果のある抗菌薬を投与することで対処可能です。ご安心ください。

この後、先生からも説明があると思いますが、今日の好中球数の確認と菌の特定のために採血をさせてください。好中球数の値によって、感染対策の方法が変わってきます。また、培養結果が出るまでには時間がかかるので、抗菌薬を今日から開始しますが、○○さんの発熱に関与している菌が明確になれば、より適切な抗菌薬を投与することが可能になります。採血後に抗菌薬を1日2回で始めます。それから、熱以外の症状、例えば下痢になったり、息苦しくなったりしたらナースコールをしてすぐに教えてください。 |

| 患者 | わかりました。 |

⑤薬剤部での会話②

| 学生 | 治療開始までスムーズに進みましたね。危なくセファゾリンで開始になるところでしたね。 |

| 指導 | 高熱になってから迅速に抗菌薬を開始することができたのは良かったです。ところで、初期治療として抗緑膿菌作用が必要なのはなぜだと思いますか？ |

| 学生 | 調べてみます。 |

⑥学生による調査

| 学生 | 起因菌が緑膿菌などのグラム陰性桿菌の場合、適切な抗菌薬が投与されないと死亡率は40％に達するという報告[1), 2)]がありました。そのため、抗緑膿菌作用が必要だと思います。 |

| 指導 | もし起因菌がMRSA[*2]だった場合、抗緑膿菌作用のある抗菌薬のほとんどはMRSAをカバーしていませんが、その点は大丈夫ですか？ |

| 学生 | MRSAが疑われる場合は、初期治療で抗MRSA薬も追加した方が良いのでしょうか…？ |

| 指導 | FNのエンピリック治療[解説2]を考えるためには、FNが通常の感染症とは異なるポイントを理解する必要がありますが、それは何でしょうか？ |

| 学生 | 好中球数が極めて低いため、免疫が低下している状態です。 |

| 指導 | そのとおりです。通常は、起因菌に効果のある抗菌薬を使用していないと、数日経過しても状態が改善しないから、抗菌薬を変更するなどの対応が必要になります。しかし、好中球数が極めて低い時に感染症にかかった場合は、数時間で死亡することもありますから、これが通常の感染症とは異なる点だといえます。 |

| 学生 | それでしたら、初期治療から抗MRSA薬も投与した方が良いのではないでしょうか？ |

| 指導 | FNの場合、数時間で死に至るのは緑膿菌などのグラム陰性桿菌が起因菌の時だから、MRSAなどの他の菌では、数時間で死に至ることはまずありません。だから、「FN診療ガ |

1) Klastersky J : Am J Med 80 (5C) : 2-12, 1986.
2) Schimpff S, Satterlee W, Youmg VM, *et al*. N Engl J Med 284 (19) : 1061-1065, 1971.
*2 MRSA (methicillin-resistant staphylococcus aureus)：メチシリン耐性黄色ブドウ球菌

イドライン」でも初期治療から 72 時間経過した時点で状態の改善がない場合に、MRSA など、その他の菌を考慮することになっています。

学生 MRSA は恐い菌ではないのですね。

指導 MRSA は多くの患者さんの命を奪っていて、非常に恐い重要な菌ではあります。しかし、FN の場合に MRSA によって数時間で死に至ることはほとんどなくて、培養結果が返ってきてから抗 MRSA 薬を投与することで治癒できます。もちろん、初めから MRSA が想定される場合は、抗 MRSA 薬も考慮する必要がありますね。

　FN の特徴は、患者さんに適切な抗菌薬が投与開始されないと、数時間後には死亡してしまうこともあるくらい緊急性が高い点で、感染症エマージェンシーの 1 つとされています。だから FN 治療の 3 大原則はすべて押さえておかないといけません。例えば、緊急性が高いことは把握していても緑膿菌をカバーしていない抗菌薬だったり、緑膿菌カバーの必要性は把握していても投与量が FN 治療量より少なくなっていたりすることもあるから、3 大原則をすべて網羅したマネジメントが必要なんです。

◆ 6 月 12 日　学生カルテ

#FN 治療の有効性・安全性の確保

S

・昼食前から急に熱っぽくなって…。ご飯もあまり食べられませんでした。

・（再訪室時）熱が上がっている気がして…。今測ったら 38.7℃でした。…しんどいです。

O

・PE 療法（シスプラチン＋エトポシド）1 コース目　day8

・day6 の検査結果

WBC：5.3×10^3 個/μL、SEG：83.2%（好中球数：4409 個/μL）、MO：0.4%、CRE：0.89 mg/dL、eGFR：68.0 mL/分（入院時）

A

・38.7℃まで短時間で急激に上昇しており、また day6 の単球が低く、本日の好中球数はかなり低下している可能性がある。FN の可能性があるため、ただちに医師に報告し、採血・治療開始が望ましい。腎障害はないため、セフェピムの FN での推奨投与量（1 回 2 g を 12 時間ごと）を提案する。抗菌薬のアレルギー歴なし。

・発熱以外の症状は特になし。

・効果を 72 時間後に再評価する。解熱傾向にない場合は、MRSA など別の菌が起因菌の可能性がある。

P

・FN の可能性があるため、好中球数の確認及び FN に準じた治療開始を提案した。医師との協議の結果、セファゾリンではなくセフェピム 1 回 2 g を 12 時間ごとで開始することとなった。あわせて、採血、血液培養 2 セットを施行することとなった。

・患者に FN の治療方針を説明し、熱以外の症状、例えば下痢になったり、息苦しくなったらすぐにナースコールするように説明した。

（3）今後の抗がん薬治療

指導 今日の発熱が FN だったとすると、2 コース目の抗がん薬治療に対して何か考慮すべきことはありますか？

学生 繰り返してはいけない副作用だと思いますので、次回は抗がん薬の減量が必要でしょうか？

指導 そうですね。いわゆる緩和的化学療法の場合、FN 発症後の次コースでは減量やスケジュール変更を検討しますが、小細胞肺がんなど、抗がん薬治療の効果が高いがん種に対しては治療強度を下げたくないから減量は望ましくないですね。その場合、G-CSF[*3] を予防的に投与することによって、減量を避けて治療強度を保つことも検討します。

学生 G-CSF は治療としての投与以外に、一次予防的投与と二次予防的投与があると聞いたことがあります。一次予防的投与と二次予防的投与の使い分けについても調べます。[解説3]

（4）その後の経過

・day8 は、WBC：$0.8×10^3$ 個/μL、SEG：20.0%、ST.：2.0%、MO：1.0%であった。好中球数は 176 個/μL であるため、FN であった。CTCAE[*4] v5.0 の重症度評価によると、好中球数減少は Grade 4 であり、危険な状態である。速やかに抗菌薬を開始して良かったと考えらえる。

・抗菌薬開始 1 週間後（day15）は、WBC：$3.1×10^3$ 個/μL、SEG：42.0%、ST.：11.0%、MO：5.0%であった。好中球数は 1643 個/μL まで回復したが微熱は継続していたため、抗菌薬治療は継続。血液培養からは何も検出されず、解熱傾向もあるためセフェピム継続とした。

・抗菌薬開始 10 日後（day18）は、WBC：$4.9×10^3$ 個/μL、SEG：57.2%、ST.：3.2%、MO：4.9%であった。好中球数は 2959 個/μL まで回復し、解熱したため、翌日に抗菌薬中止となった。

3 解説

▶解説 1　FN の定義・症状

　FN は、好中球数が 500 個/μL 未満、あるいは 1000 個/μL 未満で 48 時間以内に 500 個/μL 未満に減少すると予測される状態で、腋窩温 37.5℃以上（口腔内温 38℃以上）の発熱を生じた状態と定義されている。

　好中球数は、白血球を占める分葉核球（SEG：segment cell）と桿状核球（ST.：stab cell）の割合から求めることができる。検査値として表記されている SEG と ST. は、個数ではなく割合（%）で示されているため、次の式にて計算する。ST. が表記されていない場合には、SEG のみから算出する。

$$好中球数（/\mu L）＝WBC（/\mu L）× \frac{SEG＋ST.}{100}$$

　重症化するリスクが低い FN 患者に対しては、外来での経口抗菌薬による治療が可能である。重症化リスクの判定には MASCC スコア（**図表**）がよく利用されている。発熱以外の症状を伴わないこともあるが、下痢などの感染症状が発現していると重症化のリスクが高くなる。

・・

[*3] G-CSF（granulocyte-colony stimulating factor）：顆粒球コロニー刺激因子
[*4] CTCAE（Common Terminology Criteria for Adverse Events）：有害事象共通用語規準

図表　Multinational Association for Supportive Care in Cancer scoring system（MASCC スコア）

※ 21 点以上の患者は低リスク症例、20 点以下は高リスク症例

項目	スコア
臨床症状（下記の 3 項の内 1 項を選択）	
無症状	5
軽度の症状	5
中等度以上の症状	3
血圧低下なし	5
慢性閉塞性肺疾患なし	4
固形がんである。あるいは造血器腫瘍で真菌感染症の既往がない	4
脱水症状なし	3
発熱時には、入院していなかった	3
60 歳未満（16 歳未満には適用しない）	2

▶解説 2　FN の治療方針

「2　薬学的管理と経過」の項でも述べたように、FN 治療の 3 大原則は①速やかな抗菌薬の開始、②適切な抗菌薬の選択、③適切な抗菌薬の投与量である。FN の起因菌は、グラム陽性球菌からグラム陰性桿菌と幅広いが、FN 発症後数時間で患者を死に至らしめるのは、主として緑膿菌をはじめとするグラム陰性桿菌である。そのため、FN に対してはエンピリック治療として、緑膿菌をカバーする抗菌薬を迅速に開始する必要がある。

エンピリック治療とは、経験的治療とも呼ばれ、診断を確定する前に治療開始することをいう。特に、感染症が疑われる場合に起因菌が特定される前の初期治療として、主に広域スペクトルの抗菌薬を投与する。その後、培養結果が判明し、広域抗菌薬からより狭いスペクトルの抗菌薬へ切替えることをデ・エスカレーション（de-escalation）という。

「FN 診療ガイドライン」では、「FN の初期治療として、抗緑膿菌作用を有するβ-ラクタム系抗菌薬の単剤治療」を推奨している。処方例については次のとおりである。

　例 1：セフェピム　　　　　　　1 回 2 g　　　12 時間ごと　　静注
　例 2：メロペネム　　　　　　　1 回 1 g　　　8 時間ごと　　　静注
　例 3：タゾバクタム/ピペラシリン　1 回 4.5 g　　6 時間ごと　　　静注

初期治療開始後 72 時間で再評価する。発熱が持続する場合は、MRSA や真菌を考慮するなど感染源を精査する。

▶解説 3　G-CSF の予防的投与

G-CSF の予防的投与は、一次予防的投与と二次予防的投与に分けられる。

一次予防的投与は、抗がん薬治療の 1 コース目から、FN を予防する目的で好中球減少や発熱を確認することなく、G-CSF を投与することである。

二次予防的投与とは、前コースの抗がん薬治療で FN を発症したり、遷延性の好中球減少症のた

めに投与スケジュールが延期となったりした場合に、予防的にG-CSFを投与することである。FN
を発症した場合、緩和的化学療法では次コースの投与量減量やスケジュール変更の検討が原則であ
るが、治癒を含む化学療法の十分な効果が期待できて治療強度の低下が望ましくないと考えらえる
疾患（悪性リンパ腫、早期乳がん、胚細胞腫、絨毛がん、急性白血病、小細胞肺がんなど）では、
G-CSFの二次予防的投与を考慮する。

参考文献

・日本臨床腫瘍学会　編：「発熱性好中球減少症（FN）診療ガイドライン─がん薬物療法時の感染対策─改訂第2版」、
　南江堂、2017.
・日本癌治療学会ホームページ：「G-CSF適正使用ガイドライン2013年版 Ver.5」、2018.
　http://jsco-cpg.jp/item/30/index.html

Case

8

がん—大腸がん（S状結腸がん）

1 入院時患者情報

- ■ 患者
  - 61歳・女性
- ■ 診断名
  - S状結腸がん
- ■ 既往歴
  - 2型糖尿病、高脂血症、子宮筋腫、緑内障
- ■ 現病歴
- ・1年前（2019年）の7月より血便、下腹部痛が出現し前医受診した。
- ・8月に下部消化管内視鏡検査でS状結腸がんを指摘され、食道胃腸外科紹介受診となった。
- ・精査にてS状結腸がん（cT4aN1M0 stage Ⅲa）の診断となった。
- ・2019年8月〜：FOLFIRI＋Bmab 8コース施行した。
- ・2019年11月にCTで中間評価を行ったところ、リンパ節転移の縮小が認められ、効果判定は部分奏功（Partial Response：PR）であった（最終の化学療法は2019年12月19日）。
- ・2020年1月19日：S状結腸切除術（D3郭清施行）。
- ・2020年2月21日より、術後補助化学療法として、ゼローダ単独療法を開始。
- ・Grade 2の手足症候群を生じたため、2020年4月24日より、3600 mg/dayから3000 mg/dayに減量し、8コースを完遂した。
- ・2020年8月20日：CTを施行し、以下の結果となった。PETでの精査の結果、肝転移と腹膜播種再発の診断となった。
  - CT：肝S8、S7に円形のlow density lesion。腹腔内に多数の播種結節を疑う。少量の腹水あり。
- ■ 入院時現症
- ・2020年9月5日昼頃から腹痛あり来院。腰のあたりが幅広く痛みあり。痛みには波があり、「きゅーっ」と痛くなっては良くなるのを繰り返している。
  - 夜になっても腹痛が続き、嘔吐を繰り返しているため、緊急入院となる。
- ・2020年9月5日：腹膜播種のためイレウスを起こしているとの診断となり、イレウス管を留置された。
- ・2020年9月8日：所々小腸に狭窄部位が認められるが、液体は問題なく通過し、流動食開始となる。がんの進行も早いため、9月11日より化学療法開始予定となる。
- ・身長：162 cm、体重：55 kg
- ■ 持参薬
  - 当院内分泌代謝内科より以下の薬剤を内服。

....

ゼローダ：カペシタビン

ロスバスタチン OD 錠 2.5 mg「EE」	1 回 1 錠（1 日 1 回）	夕食後
メトグルコ錠 250 mg	1 回 4 錠（1 日 2 回）	朝夕食後
ジャヌビア錠 50 mg	1 回 1 錠（1 日 1 回）	朝食後
アマリール OD 錠 0.5 mg	1 回 1 錠（1 日 1 回）	朝食後

- 検査所見（2020/9/10）

（生化学・血算）

AST（GOT）：26 U/L	ALT（GPT）：21 U/L	LD（LDH）：478 U/L
ALP：156 U/L	γ-GTP：50 U/L	ALB：3.5 g/dL
T-BIL：1.0 mg/dL	抱合型ビリルビン：0.1 mg/dL	UA：1.6 mg/dL
UN：9 mg/dL	CRE：0.58 mg/dL	Na：133 mmol/L
K：4.8 mmol/L	Cl：98 mmol/L	Ca：8.9 mg/dL（補正 Ca：9.4 mg/dL）
APTT比：1.2	PT-INR：1.02	D-ダイマー：2.2 μg/mL
WBC：10.8×10^3 個/μL	HGB：14.4 g/dL	PLT：321×10^3 個/μL
SEG：79.7%	好中球数：8608 個/μL	EOS：1.3%
BA：0.4%	MO：7.0%	CRP：12.97 mg/dL
CK（CPK）：26 U/L	総コレステロール：187 mg/dL	随時血糖：358 mg/dL

（腎機能）

CRE：0.58 mg/dL（Ccr は 0.6 で算出）

Ccr（Cockcroft-Gault）：76.7 mL/分

- 遺伝子多型

UGT1A1：*28、*6、*27、*29、*7 遺伝子多型を認めず。

KRAS[*1]（exon 2,3,4）：Exon4；p.A146T 変異を認める。

NRAS[*2]（exon 2,3,4）：遺伝子変異なし。

BRAF[*3]（exon15）：遺伝子変異なし。

- 腫瘍マーカー

CEA（ng/mL）：6.3（2019/8/6）、2.9（2019/11/7）、2.2（2020/1/19）、9.1（2020/9/10）

CA19-9（U/mL）：85.7（2019/8/6）、55.0（2019/11/7）、44.3（2020/1/19）、90.0（2020/9/10）

2 薬学的管理と経過

（1）化学療法前の確認事項

指導　肝転移と腹膜播種再発のS状結腸がんに対する化学療法です。イレウスを発症したため延期していましたが、開始されることとなりました。切除不能進行再発大腸がんに対して、用いられる化学療法のレジメン[解説1]を復習しておきましょう。

・・

メトグルコ：メトホルミン塩酸塩、ジャヌビア：シタグリプチンリン酸塩水和物、アマリール：グリメピリド

[*1] KRAS：v-Ki-ras2 Kirsten rat sarcoma viral oncogene homolog

[*2] NRAS：neuroblastoma rat sarcoma viral oncogene homolog

[*3] BRAF：v-raf murine sarcoma viral oncogene homolog B1

　学生　はい、強力な治療が適応となる患者さんでは、フルオロウラシルとレボホリナートにオキサリプラチンまたはイリノテカンを使用するレジメンが一般的です。それぞれ FOLFOX 療法または FOLFIRI 療法と呼ばれます。さらに、適応となれば、ベバシズマブ、セツキシマブ、パニツムマブといった分子標的薬を組み合わせることもあります。

　指導　入院前は PS 0、現在も PS 1 で 65 歳以下ですので、強力な治療は適応になると思います。では、UGT1A1 の測定意義は何でしょうか？　また、患者さんの結果を受けて薬剤の選択に関して確認してみましょう。

　学生　カンプト注のインタビューフォームを確認しました。イリノテカンの活性代謝物である SN-38 は、UDP グルクロン酸転移酵素[*4] の 1 つである UGT1A1 によりグルクロン酸抱合され、胆汁中に排泄されます。UGT1A1*28 もしくは UGT1A1*6 の遺伝子多型を持つと、UDP グルクロン酸抱合活性が低いため SN-38 の代謝が遅延し、好中球減少などの重篤な副作用の発現の可能性が高まるため注意する必要があります。[解説2-①]

　指導　そうですね。この患者さんではどうですか？

　学生　「遺伝子多型を認めず」とあるので、活性の低下に関わる遺伝子変異はなさそうです。

　指導　では、RAS の変異はどのような意味があるでしょうか？　セツキシマブ、パニツムマブの添付文書も確認してみましょう。

　学生　両薬剤の添付文書では、「RAS（KRAS 及び NRAS）遺伝子変異の有無を考慮したうえで、適応患者の選択を行うこと」という記載があります。

　指導　はい。RAS 遺伝子変異を有する患者では、セツキシマブ、パニツムマブなどの抗 EGFR[*5] 抗体を追加しても、無増悪生存期間や生存期間の延長が認められなかったという臨床試験結果があります。[解説2-②]

　学生　ということは、この患者さんでは、KRAS の変異があったようなので、抗 EGFR 抗体を追加するメリットが得られない可能性が高いということですか？

　指導　そうなると思います。午後のカンファレンスでレジメンに関して話題が出ると思います。薬剤師からは、各薬剤の適応や禁忌を理解したうえで、化学療法のマネジメントについて提案していきましょう。

（2）治療方針に関して医師と情報共有

　医師　UGT1A1 の遺伝子多型は野生型で、以前はイリノテカンを使用していました。しかし、いつイレウスを再発してもおかしくない状況なので、イリノテカンは避けるべきだと考えています。

　指導　わかりました。ビリルビンは正常値でその他の禁忌には該当しませんね。腹水は現在どうですか？

　医師　腹水はありません。イリノテカンではなくオキサリプラチンを使用し、KRAS の変異があるため、分子標的薬はベバシズマブを使用したいと思います。

カンプト：イリノテカン
[*4] UDP グルクロン酸転移酵素：uridine diphosphate glucuronosyltransferase
　　UDP（uridine diphosphate）：ウリジン二リン酸
[*5] EGFR（epidermal growth factor receptor）：上皮成長因子受容体

指導 手術から半年以上経過していますし、現在の血圧は正常ですね。術前にベバシズマブを使用していた際にも、高血圧やたんぱく尿は認められませんでした。

医師 では、mFOLFOX6＋B-mab*6療法を施行したいと思います。

（3）化学療法のオーダー確認と予測される副作用対策の患者指導

---

mFOLFOX6＋B-mab 療法

患者現症（身長：161 cm、体重：50.4 kg、体表面積：1.51 m^2）

オキサリプラチン　85 mg/m^2×1.51 m^2＝128.35≒125 mg/body

フルオロウラシル持続投与　2400 mg/m^2×1.51 m^2＝3624≒3600 mg/body

フルオロウラシル急速静注　400 mg/m^2×1.51 m^2＝604≒600 mg/body

レボホリナートカルシウム　200 mg/m^2×1.51 m^2＝302≒300 mg/body

ベバシズマブ　5 mg/kg×50.4 kg＝252≒250 mg/body

制吐薬

アプレピタント　125 mg（day1）

アプレピタント　80 mg（day2、3）

パロノセトロン塩酸塩注　0.75 mg（day1）

デキサメタゾン注　3.3 mg（day1）

デキサメタゾン錠　4 mg（day2、3、4）

学生 イリノテカンの活性代謝物である SN-38 は、腸肝循環するため、腸閉塞のある患者さんには禁忌なんですね。

指導 このレジメンで、他に何か留意すべきことはありますか？
それと、イリノテカンではなく、オキサリプラチンを使用するということですから、オキサリプラチンの代表的な副作用を押さえておきましょう。

学生 はい。悪心・嘔吐、骨髄抑制、末梢神経障害に注意したいと思います。

指導 オキサリプラチンによる末梢神経障害にはどんな特徴がありますか？　投与当日から数日以内に見られる急性末梢神経障害と、治療を継続することで起こる遅発性の慢性末梢神経障害に分けて理解しておきましょう。[解説3]

学生 えぇっと…たしか冷たいものを触ったりすると余計にひどくなるんですよね…。投与後数日は、冷たい食べ物や飲み物は避けること、エアコンの風が直接当たらないようにして、長袖等で体を冷やさないようにすること、靴下を履くなど足先を冷やさないようにすることを説明したいと思います。

指導 はい。生活上の注意点もふまえて、具体的な例があるとわかりやすくて良いですね。

---

*6 B-mab：ベバシズマブ

（4）化学療法による末梢神経障害のマネジメント

① 10 月 10 日　学生カルテ（2 コース目終了後 day2）

> **#化学療法による末梢神経障害**
>
> **S**
> ・今回は指先に少し痺れを感じました。今は落ち着いています。足は痺れというか、紙を 1
> 枚踏んでいるような違和感があります。入院した時から感じていました。
>
> **O**
> mFOLFOX6＋ベバシズマブ療法 2 コース目施行後、翌日に訪室。
>
> **A**
> ・末梢神経障害重症度評価
> 　今回は冷感刺激による痺れを感じたようだが、すぐに消失しており、生活に支障は出てい
> ない。したがって、DEB-NTC[*7] Grade 1 と評価した。
> ・痺れとは異なるようだが足に違和感があるとのこと。入院時から感じているそうで、化学
> 療法との関連性はないかもしれない。
>
> **【P】**
> 　副作用モニタリングを継続する。足の違和感に関して、主治医へくわしい診察が必要か確
> 認する。

②指導薬剤師・医師への副作用の報告

指導　患者さんの副作用はどうですか？

学生　制吐対策で、嘔気・嘔吐は生じていません。抗がん薬投与後 2 日間程度痺れを感じることがあるそうですが、その後は治まるそうです。それとは別に、足に何か違和感があるそうです。

指導　やはり少し痺れを自覚されることがあるんですね。痺れの重症度は、CTCAE[*8] v5.0 や、DEB-NTC で評価することができます。[解説 4]

学生　この患者さんですと DEB-NTC で Grade 1 相当と評価しました。足の違和感について、原因を考えているんですが…。

指導　この患者さんには既往歴で糖尿病がありましたよね。神経障害を思わせる症状が出たら、オキサリプラチンの副作用を考えることはもちろん大切ですが、糖尿病での末梢神経障害を除外していく必要がありそうですね。

学生　抗がん薬が始まる前ですが、神経障害や腎障害といった糖尿病による合併症はなかったと思います。主治医へ症状を伝えて相談してみます。

指導　お願いします。

学生　（医師への報告）DEB-NTC Grade 1 の痺れを自覚されています。また、足には痺れとも違うような、痛みというか違和感があるそうです。既往歴に糖尿病があるため、そちらが原因の可能性もあるでしょうか。

・・・

[*7] DEB-NTC (neurotoxicity criteria of debiopharm)：Debiopharm 社神経症状-感覚性毒性基準
[*8] CTCAE (Common Terminology Criteria for Adverse Events)：有害事象共通用語規準

医師　まだ Grade 1 ということは、投与は継続可能と考えています。感覚障害や運動障害など　くわしく診察してみますね。

（5）制吐対策の評価と化学療法期間の血糖コントロール

① 10 月 10 日 学生カルテ（2 コース目終了後 day2）

> **S**
> ・吐き気などはありません。喉が渇くといった症状もないですね。
>
> **O**
> mFOLFOX6＋ベバシズマブ療法 2 コース目施行後、翌日に訪室。
> **検査所見（2020/10/10）**
> 随時血糖：204 mg/dL、HbA1c 8.0％
>
> **A**
> ・HbA1c 上昇あり、血糖コントロール不良と考えられる。特に、夕方の随時血糖高値であり、デキサメタゾンによる副作用が考えられる。患者へ、化学療法により血糖が変動する可能性があるため、血糖値の記録を継続すること、間食などの内容を記載することを説明した。
>
> **P**
> 血糖推移を確認する。

②カンファレンスでの会話

医師　イレウスで一時的に経静脈栄養に変更したこと、化学療法を開始したことが原因かと考えているのですが、血糖コントロールが悪化しています。以前は運動もされていて HbA1c 6.4％だったんですが、昨日の検査で HbA1c 9.0％まで上昇しています。インスリン強化療法等も必要かなと思っているんですが…。

指導　患者さんは、嘔気・嘔吐はないそうですが、食事の量も安定していますか？

学生　はい、食事もほとんど全量食べられています。でも、体重はむしろ 52 kg から 46 kg くらいまで減ってしまったそうです。

医師　「また運動して体力つけなきゃ」とおっしゃっていましたね。

指導　制吐薬としてのステロイド使用時に血糖値が上がっているなら、day2-4 のステロイドを中止するのも可能かと思います。

医師　わかりました、検討します。

③カンファレンス後の会話

指導　吐気止めとしてステロイドを使用している目的は押さえられていますか？

学生　「制吐薬適正使用ガイドライン」で使用が推奨されていることを確認しました。抗がん薬の催吐リスクに応じてアプレピタント、5-HT₃ 拮抗薬、デキサメタゾンを併用します。^{解説 5} FOLFOX 療法は、中等度リスクに分類され、オプションとしてアプレピタントの使用も推奨されています。

指導　そうですね。一度、化学療法による吐き気を経験すると、予期性悪心・嘔吐の原因となっ

てしまう可能性もあります。そこで、使用できる薬剤はしっかり使って、予防することが大切です。デキサメタゾンは、機序ははっきりわかっていませんが、早発性・遅発性の悪心・嘔吐に効果があると言われています。その一方で、デキサメタゾンなどのステロイドにも当然副作用はあるわけですが、例えば、どんな副作用が挙げられますか？

学生　この患者さんのように血糖値が上昇する、不眠、感染症などが思い浮かびます。

指導　はい。長期的にステロイドを使用すると、さらにいろいろな副作用が出ることが懸念されます。中等度の催吐リスクレジメンにおいて、ステロイドを使用する期間については、短縮できる可能性があるという報告がなされています[1]。

学生　この患者さんは、2コース目まででであまり吐き気がなかったので、day2-4のステロイドを減らしても大丈夫かもしれませんね。

指導　そのとおりです。使用する抗がん薬の悪心・嘔吐のリスクと、患者さんは吐き気が出やすい方なのかという評価、併存疾患をすべて考慮する必要があります。この症例では、アプレピタントとパロノセトロン塩酸塩の使用で、十分な悪心・嘔吐の抑制効果が得られると期待されることと、ステロイドによる副作用が懸念されるため、ステロイド投与期間の短縮を提案しました。

(6) 蓄積性の副作用のモニタリング

指導　mFOLFOX6＋B-mab療法を7コース終了しましたが、その後の経過はどうですか？

医師　軟らかいものをゆっくり食べることで食事も摂れており、デカドロンを1日目だけにしましたが、吐き気も起こっていません。ただ、血糖はHbA1c 9.1%とあまり下がっていないため、持効型のインスリンを調節して継続しています。

指導　そうですか。インスリンの使用もやむを得ないですね。末梢神経障害はどうですか？

医師　痺れはあるとのことですが、まだ日常生活に支障はないそうです。

指導　この場合、減量・中止基準に該当するような副作用と考えますか？

学生　日常生活に支障はないとのことで、末梢神経障害はDEB-NTCでGrade 2と考えられ、化学療法継続は可能かと思います。現在7コース終了し、オキサリプラチンの総投与量は595 mg/m^{2}です。

指導　具体的に副作用評価ができるようになってきたみたいですね。

学生　ありがとうございます。

指導　先生、これ以上悪化がないか、症状確認を継続していく予定です。必要時には患者面談を行いますのでご連絡ください。

医師　わかりました。よろしくお願いします。

3 解説

▶解説1　レジメン

　レジメンとは、がん薬物療法における抗がん薬、輸液、支持療法薬（制吐剤など）を組み合わせた時系列的な処方計画である[2]。同じ投与スケジュールでも、支持療法および輸液などは施設によって異なることがある。レジメンは、治療域が狭く毒性が強い抗がん薬を安全に使用するため

に、病院内で一元的に管理されるべきである。

▶解説 2　大腸がん化学療法に関わる遺伝子多型の測定

①UGT1A1：イリノテカンの活性代謝物である SN-38 は、UDP グルクロン酸転移酵素の 1 つである UGT1A1 によりグルクロン酸抱合され、胆汁中に排泄される。UGT1A1*28 もしくは UGT1A1*6 の遺伝子多型を持つと、UDP グルクロン酸抱合活性が低いため SN-38 の代謝が遅延し、好中球減少などの重篤な副作用の発現が高まることが報告されている[3]。当患者では野生型であったため、グルクロン酸抱合の遅延による副作用のリスクは低いと考えられる。

②RAS：EGFR 阻害作用を持つ分子標的薬追加による臨床効果が、RAS 遺伝子変異を持つ患者では期待できないという知見が報告されている。臨床的意義が高いとされているコドンについて測定を行うことにより、EGFR 阻害薬の薬理効果を予測することができる[4]。当患者では、KRAS の変異を持つため、EGFR 阻害薬であるセツキシマブやパニツムマブは回避された。

▶解説 3　オキサリプラチンによる末梢神経障害

オキサリプラチンによる末梢神経障害には、投与直後から数日以内にみられる急性末梢神経障害と治療が継続することで起こる慢性末梢神経障害がある。

急性末梢神経障害は、冷気や冷たいものに触れることで症状が出現して悪化し、ピリピリした痺れや痛みなどの感覚異常が主体[5]である。症状は一過性、可逆性であることが多いが、患者へ冷感刺激を避けるように生活上の注意点に関して指導する必要がある。

慢性末梢神経障害は、累積投与量に依存して発生し、$850 \, mg/m^2$ を超えると 10% の患者で、$1020 \, mg/m^2$ を超えると 20% の患者で発生するとの報告もある[6]。急性の冷感刺激とは異なり、持続的で症状が悪化すると日常生活に支障をきたす場合がある。したがって、何コースか投与した後に、文字が書きにくい、ボタンをかけにくいなどの動作のしづらさが出現していないかを確認することが重要となる。

▶解説 4　末梢神経障害の Grade 評価

① CTCAE v5.0：末梢性運動ニューロパチー

Grade 1	症状がない：臨床所見または検査所見のみ
Grade 2	中等度の症状：身の回り以外の日常生活動作の制限
Grade 3	高度の症状：身の回りの日常生活動作の制限
Grade 4	生命を脅かす：緊急処置を要する

② CTCAE v5.0：末梢性感覚ニューロパチー

Grade 1	症状がない
Grade 2	中等度の症状：身の回り以外の日常生活動作の制限
Grade 3	高度の症状：身の回りの日常生活動作の制限
Grade 4	生命を脅かす：緊急処置を要する

Case 8　がん──大腸がん（S状結腸がん）

③ Debiopharm 社神経症状-感覚性毒性基準（DEB-NTC）

DEB-NTC は、国内の使用成績調査における末梢神経障害の評価に用いられている。

Grade 0	異常なし。
Grade 1	末梢神経症状の発現。ただし、7日未満で消失。
Grade 2	7日以上持続する末梢神経症状。ただし機能障害はない。
Grade 3	機能障害の発現。

▶解説 5　大腸がん化学療法時の制吐療法

図表　中等度催吐リスクの注射抗がん薬に対する制吐療法

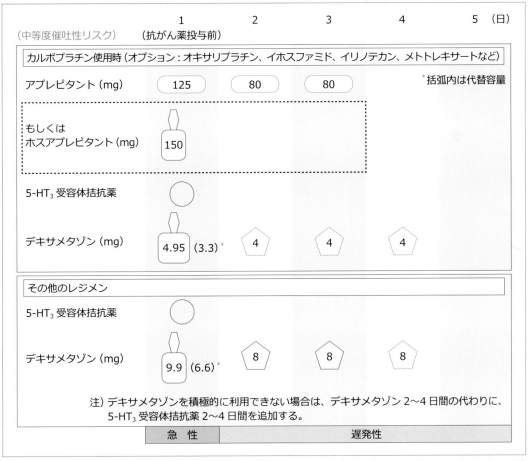

日本癌治療学会：「制吐薬適正使用ガイドライン」2015年10月【第2版】一部改訂版 ver.2.2（2018年10月）

参考文献

1) Celio L, *et al*. : Palonosetron in combination with 1-day versus 3-day dexamethasone for prevention of nausea and vomiting following moderately emetogenic chemotherapy : a randomized, multicenter, phase Ⅲ trial Support Care Cancer. 19 : 1217-1225, 2011.
2) 国立がんセンター中央病院薬剤部　編、山本弘史、加藤裕久、樋口順一、米村雅人　著：「抗がん剤レジメン管理ガイド」、じほう、2008.

85

3）カンプト点滴静注添付文書、2019 年 3 月（改訂第 19 版）.

4）大腸癌研究会　編：「大腸癌治療ガイドライン 医師用 2016 年版」、金原出版、2016.

5）日本がんサポーティブケア学会　編：がん薬物療法に伴う末梢神経障害マネジメントの手引き 2017 年版」、金原出版、2017.

6）Argyriou AA, *et al*. : A review on oxaliplatin-induced peripheral nerve damage. Cancer Treat Rev. 34 : 368-77, 2008.

Case 9 がん—悪性リンパ腫

1 入院時患者情報

- **患者**
  49 歳・男性

- **診断名**
  悪性リンパ腫（DLBCL[*1]）ann Arbor：IVB　IPI[*2]：high-int

- **主訴**
  右臀部〜下肢の痛み

- **入院目的**
  救援化学療法

- **現病歴**
  特記すべき既往のない、ADL 自立した 49 歳男性である。

　2020 年 7/12 に左頸部の腫れを自覚した（痛みはほとんどなかった）。左後頭部のしびれと感覚低下も認め、悪化してきたため、7/17 に△△を受診し、同日耳鼻咽喉科に入院した。同院で施行された CT で胃壁の肥厚と肝左葉内部に壊死を伴う腫瘤を認めたため、肝生検および胃粘膜生検を施行された。病理結果は悪性リンパ腫であったため、8/3 に血液内科を紹介受診した。

　8/7 に PET-CT を施行され、13 日に耳鼻咽頭科で咽頭生検を施行された。8/16 に入院予定であったが、頸部の痛みが激しく、また飲み込みも困難となってきたため、8/14 に血液内科に連絡し、同日緊急入院した。PSL[*3] 先行投与の後、8/17 より R-CHOP 療法（ラスブリカーゼ併用）、8/24 にリツキシマブ投与を施行された。治療開始後、病変は著明な縮小が得られ、疼痛も消失した。8/25 に退院し、外来化学療法へ移行した。

　しかし、R-CHOP1 コース目終了タイミングの 9/7 頃から右足の痛みが出現し、徐々に増悪した。9/12 から 2 コース目を施行したが、右臀部の痛みの増悪により、横になって眠ることもできなくなったため、9/28 に血液内科に電話連絡あり、同日緊急入院した。救援化学療法として 10/2 より CHASER 療法を開始した。開始後、右臀部の疼痛は一時的に軽快したが、その後疼痛が急激に増悪し、再燃が示唆された。単純 CT でも治療効果判定は PR[*4] にも至っておらず、レジメンの変更が必要と判断された。10/19 に一時退院し、救援化学療法（RICE 療法）施行目的に 10/22 に入院した。また、今回のコースの立ち上がりで PBSCH[*5] 予定。もし今回の治療で奏効が得られなければ、次回からは放射線照射の併用も検討。

[*1] DLBCL（diffuse large B-cell lymphoma）：びまん性大細胞性リンパ腫
[*2] IPI（International Prognostic Index）：国際予後指標
[*3] PSL：プレドニゾロン
[*4] PR（partial response）：部分奏功
[*5] PBSCH（peripheral blood stem cell harvest）：末梢血肝細胞採取

- 既往歴

  特記なし
- 入院時現症

  （10/22）身長：167.5 cm、体重：72.5 kg、JCS：0、PS：0〜1
- Vital signs
- ・BT：36.0℃、BP：137/77 mmHg、HR：118/分
- ・頸部にリンパ節を触れるが、前回退院時よりさらに縮小している
- ・右臀部に硬結を触れる：退院時より増大
- ・右臀部〜大腿後面、右大腿前面 L3 領域の一部に疼痛あり
- 入院時検査所見

  （L/D）

AST（GOT）：15 U/l	ALT（GPT）：9 U/l	LD（LDH）：726 U/l
ALP：228 U/l	γ-GTP：37 U/l	ALB：3.6 g/dL
T-BIL：0.3 mg/dL	抱合型ビリルビン：0.0 mg/dL	UA：7.8 mg/dL
UN：15 mg/dL	CRE：0.74 mg/dL	Na：139 mmol/L
K：4.3 mmol/L	Cl：105 mmol/L	IP：2.7 mg/dL
Mg：2.0 mg/dL	Ca：9.2 mg/dL（補正 Ca：9.6 mg/dL）	APTT比：1.0
PT-INR：1.00	WBC：$9.6×10^3$ 個/μL	HGB：8.5 g/dL
PLT：$326×10^3$ 個/μL	SEG：52.0%	ST.：20.0%
EOS：1.0%	BA：0.0%	MO：13.0%
CRP：4.66 mg/dL	CK（CPK）：67 U/L	血糖：106 mg/dL
HBs 抗原：−	HBs 抗体：−	HBc 抗体：−

- 入院時持参薬

カロナール錠 500 mg	1 回 2 錠（1 日 3 回）	朝昼夕食後 30 分
リリカ OD 錠 75 mg	1 回 2 錠（1 日 2 回）	朝夕食後 30 分
ダイフェン配合錠	1 回 1 錠（1 日 2 回）	朝夕食後 30 分（火・金のみ内服）
ネキシウムカプセル 20 mg	1 回 1 錠（1 日 1 回）	朝食後 30 分
メチコバール錠 500 μg	1 回 1 錠（1 日 3 回）	朝昼夕食後 30 分
マグミット錠 250 mg	1 回 1 錠（1 日 3 回）	朝昼夕食後 30 分
オキシコドン徐放カプセル 60 mg	1 回 1 錠（1 日 2 回）	12 時間ごと
オキシコドン錠 10 mg	1 回 1 錠	疼痛時

- 入院後処方

オキシコドン徐放カプセル 80 mg	1 回 1 錠（1 日 2 回）	12 時間ごと（10/22 から増量）

・・

カロナール：アセトアミノフェン、リリカ：プレガバリン、ダイフェン：スルファメトキサゾール・トリメトプリム、ネキシウム：エソメプラゾールマグネシウム、メチコバール：メコバラミン、マグミット：酸化マグネシウム

2 薬学的管理と経過

（1）悪性リンパ腫の病態・治療方針の理解[解説1]

① 10/22（入院日）

| 学生 | 持参薬の確認をしてきました。この患者さんの薬は用法・用量の範囲内で副作用も出ていないし、特に問題はないようです。
指導教授から治療に介入してくるように言われましたが、正直なところ何をして良いのかわかりません。そもそも薬のことで問題ってそんなに起きるものなんでしょうか？

| 指導 | 起きている問題とこれから起こる可能性のある問題について、1つ1つ確認していきましょう。まず、この患者さんの病気と今回の治療の目的は理解できましたか？

| 学生 | 悪性リンパ腫という血液のがんで、化学療法を行うために入院してきました。
治療の目的ですか…？　病気を治すためなんじゃないでしょうか？

| 指導 | もちろんそうです。ただ、がん種によって化学療法も治癒・延命・緩和等、その目的が変わってきます。この患者さんはどれに当たりますか？　どうして今回のレジメンが選択されたんでしょう？　それと、今回の入院の後は、どのような治療が予定されているでしょうか？

| 学生 | …調べてみます。

②学生による調査

| 学生 | 「がん診療レジデントマニュアル」によると、中悪性度の非ホジキンリンパ腫は治癒が期待できるがんに分類されています。また、「造血器腫瘍診療ガイドライン」を参照しましたが、この患者さんはこれまで R-CHOP、CHASER で治療してきましたが、腫瘍が十分に減っていないため、今後は HDC/AHSCT[*6] を行う予定です。そのためには CR[*7] を達成する必要があり、効果不十分なレジメンを継続するよりも、別のレジメンが選択されたんだと思います。

| 指導 | そうですね。それでは HDC/AHSCT は、普通の化学療法と何が異なっていますか？

| 学生 | 多くの抗がん薬の用量規定因子は骨髄抑制ですが、AHSCT はあらかじめ自己の造血幹細胞を採取しておき、大量抗がん薬投与後にこれを輸注することで造血能を回復する治療法です。

| 指導 | そうです。より大量の抗がん薬を投与できるため、治療強度を高くすることが可能になりますね。

| 学生 | そうか…。この患者さんの場合、治癒を目指して治療強度の高い治療が行われるんですね。

[*6] HDC/AHSCT（high-dose chemotherapy with autologous hematopoietic stem cell transplantation）：自家造血幹細胞移植併用大量化学療法
[*7] CR（complete response）：完全奏功

（2）オーダー・支持療法の確認 ^{解説 2}

① 10/23（投与開始前日：午前）

■ 入院後オーダー

・体重：72.5 kg、BSA：1.82 m^2、CRE：0.74 mg/dL、Ccr：123.8 mL/分

・注射処方（10/23 入力（10/24 開始））

　　リツキシマブ：375 mg/m^2×1.82＝682.5 → 700 mg（day1）

　　エトポシド：100 mg/m^2×1.82＝182 → 180 mg（day2-4）

　　イホマイド：5000 mg/m^2×1.82＝9100 → 9000 mg（day3）

　　カルボプラチン：5×（25＋123.8）＝744 → 750 mg（day3）

　　グラニセトロン

　　デキサメタゾン

　　メスナ：5000 mg/m^2×1.82＝9100 → 9000 mg（day3）

　　メスナ：3000 mg/m^2×1.82＝5460 → 5400 mg（day4）

　　メイロン（day1-4）

　　ソリタ T2（day1-5）

　　グリセレブ（day3-5）

　　ソルデム 3A（day1-5）

・内服処方

　　ブルフェン錠 200 mg　抗がん薬投与前（10/24 内服）

　　ポララミン錠 2 mg　抗がん薬投与前（10/24 内服）

　　イメンドカプセルセット　1 回 1 カプセル（1 日 1 回）　朝食後（10/25-29 内服）

　　イトラコナゾール内用液 1%　1 回 20 mL（1 日 1 回）　眠前（10/23 開始）

学生 明日からの抗がん薬のオーダーが入りました。自分でも計算して投与量を確認しました。カルボプラチンの投与量は Calvert 式を用いれば良いですよね？　それと、糸球体濾過量のところは Ccr を用いれば良いですか？「がん薬物療法時の腎障害診療ガイドライン」を調べたら、「CRE に 0.2 を足して計算した方が良い」とする意見もあるようですが…。

指導 そうですね。Calvert 式に用いる腎機能の評価法には考察が必要です。医師の意見を確認することも大事ですが、自分ではどうしたら良いと考えましたか？「CRE に 0.2 を足して計算する」というのは、何を危惧した対応でしょうか？

学生 CRE に 0.2 を足して Ccr の計算をするというのは、欧米と日本の CRE 測定法に違いがあるからです。ICE 療法の臨床試験を行ったときに、酵素法と Jaffe 法のどちらが用いられたのかは正直わかりませんでした。決められた以上の量を投与して副作用が強く出てしまうのが心配です。

指導 具体的にはどういった副作用が心配でしょう？　この患者さんが特別リスクの高い患者さんである場合には、細かく調節する必要がありますね。

....

イホマイド：イホスファミド、メイロン：炭酸水素ナトリウム、ソリタ T2：脱水補給液、グリセレブ：濃グリセリン・果糖、ソルデム 3A：維持液、ブルフェン：イブプロフェン、ポララミン：*d*-クロルフェニラミンマレイン酸塩、イメンド：アプレピタント

| 学 生 | カルボプラチンによる骨髄抑制と、FN*8 です。「G-CSF*9 適正使用ガイドライン」に記載のあるリスク因子では、この患者さんは「化学療法歴がある」ことだけが該当していて、特別リスクが高い訳ではなさそうです。入院されているので、血球が減少してきたらG-CSF の投与も可能ですね。

| 指 導 | そうですね。では逆に、必要以上に投与量を減らすことにデメリットはないでしょうか？

| 学 生 | この患者さんは今後 HDC/AHSCT を行うので、抗がん薬の量が不足して CR/PR とならないことがデメリットとなります。細かい用量調節の必要性が高くなければ、わざわざ CRE に 0.2 を足して、Ccr を計算して治療強度を下げることはないように思います。解説 3

| 指 導 | 他に確認したことはありますか？

| 学 生 | オーダーされている支持療法が何のために処方されているのかを調べました。

| 指 導 | それぞれの薬剤の注意すべき副作用から、支持療法が必要なものは処方されているようですね。抗がん薬治療全般に共通して注意が必要な副作用ではどうでしょうか？

| 学 生 | 骨髄抑制や脱毛などでしょうか？

| 指 導 | そのとおり。「制吐薬適正使用ガイドライン」、「FN 診療ガイドライン」、「腫瘍崩壊症候群（TLS*10）診療ガイダンス」、「免疫抑制・化学療法により発症する B 型肝炎対策ガイドライン」等、合併症の発症予防に関するガイドラインについても確認しておきましょう。

| 学 生 | いろいろなガイドラインがあるんですね。まだ調べられていませんでした…。
あぁ、それと Bulky 病変*11 があるのかどうか、カルテからではわかりませんが、LD（LDH）が基準値より高値ですから、腫瘍崩壊症候群のリスクは中等度以上です。予防としては、イホマイド投与に合わせて輸液がオーダーされているのみです。すでに尿酸値が 7 以上ですし、ラスブリカーゼの併用を提案した方が良いと思いますが…。採血オーダーは入力されています。

| 指 導 | ラスブリカーゼは 2 回目の使用には注意が必要な薬剤です。この患者さんは使用歴があるので、積極的な提案は難しいでしょうね。他に何か案はありますか？

| 学 生 | それでは、フェブキソスタットを投与してはどうでしょうか？

| 指 導 | 医師に確認してみましょう。具体的な用法・用量も考えておいてください。解説 4
それから、薬剤師として各薬剤の代謝・排泄に影響するような因子がないかどうかを確認することも重要です。腎機能・肝機能・併用薬等で問題になりそうなものがないか確認しておきましょう。

| 学 生 | 腎機能、肝機能について検査値異常はありません。併用薬ですが、イトラコナゾールは相互作用が多い薬剤ですね。オキシコドンの添付文書では併用が慎重投与となっています。

| 指 導 | どれくらい血中濃度が上昇する可能性があるか調べておいてください。抗がん薬についてはどうですか？

| 学 生 | イホスファミドは「CYP3A4 で代謝されて活性化する」、エトポシドは「CYP3A4 で代謝される」とインタビューフォームにありますが、併用注意等の記載はありません。

---

*8　FN（febril neutropenia）：発熱性好中球減少症
*9　G-CSF（granulocyte-colony stimulating factor）：顆粒球コロニー刺激因子
*10　TLS：tumor lysis syndrome
*11　Bulky 病変：腫瘍径＞10 cm の病変

指 導	効果が減弱したり、増強したり、影響がないとは言えませんよね。イトラコナゾールを内服する目的は何でしたか？

学 生	好中球減少時の真菌感染症の予防です。しかし、好中球が減少してくるのは抗がん薬を投与してから1週間程度経った頃だったような…。まだ内服開始しなくても良いのかもしれませんね。抗がん薬が消失してから開始すれば、相互作用を避けることができるので、その方が良いと思います。

指 導	医師に確認してみましょう。[解説5]

②医師への提案

学 生	先生、○○さんについてご相談したいことが3点あるんですが、今、お時間よろしいでしょうか。

医 師	はい、どうぞ。

学 生	○○さんですが、すでに尿酸値が基準値以上になっています。腫瘍崩壊症候群の予防のため、アロプリノールやフェブキソスタットを開始してはどうでしょうか？

医 師	そうですね。では、今日からフェブキソスタットを60 mgで開始しましょう。それから？

学 生	はい、イトラコナゾールですが、CYP3A4を阻害するので、イホスファミドの活性化を抑制することや、エトポシドの代謝を抑制する可能性が考えられます。イトラコナゾールの開始は抗がん薬消失後に延期できないでしょうか？　インタビューフォームでは、エトポシドの半減期は5時間程度、イホスファミド未変化体の半減期は6時間程度と記載されています。血球減少が始まると考えられるday8以降にイトラコナゾールを開始することで、薬物間相互作用を回避できると考えます。

医 師	相互作用の可能性があるんですか…。では、day8から開始するように変更しましょう。

学 生	それと、オキシコドンの添付文書にはボリコナゾール併用でオキシコドンのAUCが3.6倍に上昇したとの記載があります。イトラコナゾールはボリコナゾールと同等の代謝阻害を起こすと考えられますので、開始時には呼吸抑制や傾眠の症状に注意が必要かと思います。あわせて減量もご検討ください。 最後に教えていただきたいのですが、カルボプラチンの投与量を算定する際のCcrの計算で、CREに0.2を足すことがあるようですが、今回はこのままでよろしいでしょうか？私としては、減量するべき理由は特にないと考えているんですが…。

医 師	○○さんの腫瘍は抗がん薬が効きづらいので、今後に向けて治療の強度を落としたくないんです。ですから、補正なしの量で投与したいと考えています。

学 生	わかりました。ありがとうございます。

内服指示の変更			
イトラコナゾール内用液 1%	1回 20 mL（1日1回）	眠前（10/31 開始）	
フェブキソスタット錠 20 mg	1回 3錠（1日1回）	朝食後 30分（10/23 開始）	

指 導	事前にできる限りの対策はとれましたか？　午後、患者さんへ説明に行きますので、説明するべき点はどこなのか、考えて整理しておいてください。 それから明日以降は、自分が関わった投与量や支持療法によって、患者さんにどのような

　　　副作用や効果が現れるか、よく確認するよう心がけてください。

　学生　はい。

◆ 10 月 23 日　学生カルテ

#化学療法に伴う薬剤管理

O

・悪性リンパ腫 (DLBCL) ann Arbor：IV B　　IPI：high-int

　（治療歴：R-CHOP 2 コース→ CHASER　　PR にも入らず、今後は PHBST の方針）

　10/24　RICE 療法開始予定

　（体格）身長：167.5 cm、体重：72.5 kg、BSA：1.82 m^2

　（10/22　L/D）

　LD (LDH)：726 U/I　　ALB：3.6 g/dL　　UA：7.8 mg/dL

　CRE：0.74 mg/dL　　Ccr：123.8 mL/分　　K：4.3 mmol/L　　IP：2.7 mg/dL　　Mg：2.0 mg/dL

　Ca：9.2 mg/dL

A

・腎機能評価

　患者の体格や年齢を考慮して Cockcroft-Gault 式で算出した Ccr が、患者の腎機能を過大評価・過小評価しているとは考えられない。

　今後 PBSCT[*12] を計画しており、事前に十分に腫瘍量を減らしておく必要があるため、投与量が少ないことで治療強度が不十分となるリスクがある。また、FN のリスクが特別高い訳ではなく、Ccr の補正による投与量を調整する対象とはならないと考える。

　これらのことから、今回のカルボプラチンの投与量は Cockcroft-Gault 式で算出した Ccr を用いることで大きな問題はないと考えた。この方針については医師に確認済み。

・TLS リスク評価と対策

　アグレッシブリンパ腫、LD (LDH) が基準値以上であり、「TLS 診療ガイダンス」の中等度リスク以上に相当すると言える。また、尿酸値＞ 7 であることからラスブリカーゼの併用が推奨されるが、使用歴があり、中和抗体の産生によりアレルギー反応や効果が得られないリスクがあるため再投与は推奨されない。

　このことから、フェブキソスタットの併用を医師に提案して了承された。

・薬物間相互作用

　好中球減少期の真菌感染予防目的でイトラコナゾールが 10/23 より開始予定であった。イトラコナゾールは CYP3A4 を阻害する薬剤であるため、CYP3A4 により代謝されるイホスファミドやエトポシドの血中濃度に影響を与えて有効性や安全性が変化する可能性が否定できない。抗がん薬による血球減少期は一般には day8 以降と言われているため、イトラコナゾールの内服開始を抗がん薬投与終了後に変更することで、抗がん薬の血中濃度に影響なく、感染予防を行うことができると考えられる。内服開始のタイミングを変更できな

---

*12 PBSCT (peripheral blood stem cell transplantation)：末梢血幹細胞移植

いか医師に相談し、day8 内服開始に変更となった。

また、オキシコドンはボリコナゾールの併用によって AUC が 3.6 倍に上昇するとインタビューフォームに記載があり、イトラコナゾールも同様の阻害の強さがあると考えられる。医師へ情報提供を行い、併用時に症状によってはオキシコドンの減量を検討してもらうように伝えた。

P

・有害事象モニタリング

  疼痛コントロール状況のモニタリング

（3）疼痛コントロールへの介入^{解説6}

① 10/28（day5：投与終了後）

■ 検査所見

（L/D）

AST（GOT）：9 U/L	ALT（GPT）：18 U/L	LD（LDH）：339 U/L
ALP：162 U/L	γ-GTP：38 U/L	ALB：2.8 g/dL
T-BIL：0.4 mg/dL	抱合型ビリルビン：0.1 mg/dL	UA：3.9 mg/dL
UN：12 mg/dL	CRE：0.56 mg/dL	Na：138 mmol/L
K：4.2 mmol/L	Cl：104 mmol/L	IP：2.7 mg/dL
Ca：9.2 mg/dL（補正 Ca：9.6 mg/dL）	WBC：3.5×10³ 個/μL	HGB：6.9 g/dL
PLT：296×10³ 個/μL	SEG：87.0%	ST.：1.0%

■ 内服薬処方

センノサイド錠 12 mg　1 回 1 錠　便秘時

> 学生 ○○さん、こんにちは。昨日で抗がん薬投与が終わりましたね。体調はいかがでしょうか？

> 患者 ちょっとむかむかしますが、食事はいつもどおり摂れています。あとは、おしっこの回数が多くて大変なのと、3 日間便秘です。ガスは出るんですが…。先生と話して今日の夜から新しい下剤を飲むことになっています。昼間もすごく眠たくて仕方がないんですが、抗がん薬のせいなんでしょうか？

> 学生 そうですか。薬を体から出すために輸液を行っているので、お手洗いの回数が増えているんですね。順調に尿が出ているのは良いことですよ。輸液は明日まで継続する予定になっていますのでご了承ください。

> 患者 はい。あと、抗がん薬を投与してから、おしりの痛みはなくなりました。

②薬剤部での会話

> 学生 ○○さんにお話しを伺ってきました。血尿なく、尿の流出は良好です。また、Laboratory TLS もなく投与終了しました。WBC は低下傾向ですが、まだ基準値内です。嘔気については軽症で経過しています。3 日間便秘ですが、センノサイドが処方されているので経過を見守りたいと思います。それと、眠気があるそうですが、抗がん薬投与後の倦怠感からくるものでしょうか？　今のところ特に大きな問題はないと思いますが…。

指導　そうですか。副作用の重症度を表現するときは「軽症」といった表現ではなく、CTCAE[*13]の「Grade」を用いる方がわかりやすいですよ。グラニセトロンを使用したから便秘になった可能性もありますね。痛みについてはどうでしたか？

学生　良くなったとおっしゃっていました。

指導　症状の強さとしてはどれくらいでしょうか？　それと、レスキューは何回使っていますか？　WHO方式がん疼痛療法に従って考えられるよう、もう少し情報を収集してみましょう。眠気はオピオイドによる可能性もありますから、減量を検討できると良いですね。

③医師への提案

学生　先生、○○さんのオキシコドンについてですが、動作時の疼痛も消失しており、レスキューを使用していません。ただ、副作用が疑われる眠気が出ています。イトラコナゾールの開始も予定されていますので、減量できないでしょうか？

医師　わかりました。患者さんと相談してみましょう。

内服指示の変更

オキシコドン徐放カプセル 20 mg　1回1錠（1日2回）　12時間ごと（10/29 夕から減量）

---

④経過フォロー（10/31：day8）

■検査所見

（L/D）

AST（GOT）：8 U/L	ALT（GPT）：12 U/L	LD（LDH）：168 U/L
ALP：186 U/L	γ-GTP：44 U/L	ALB：3.2 g/dL
T-BIL：0.4 mg/dL	抱合型ビリルビン：0.0 mg/dL	UA：3.9 mg/dL
UN：14 mg/dL	CRE：0.62 mg/dL	Na：138 mmol/L
K：4.0 mmol/L	Cl：106 mmol/L	Mg：2.0 mg/dL
Ca：8.4 mg/dL（補正 Ca：9.2 mg/dL）	WBC：$0.6×10^3$ 個/μL	HGB：7.0 g/dL
PLT：$66×10^3$ 個/μL	SEG：43.0%	ST.：3.0%
EOS：5.0%	BA：0.0%	MO：7.0%
CRP：3.09 mg/dL	CK（CPK）：31 U/L	血糖：82 mg/dL

■Vital signs

BT：36.5℃、BP：135/76 mmHg、HR：93/分

■処方変更点

フェブキソスタット錠 20 mg　1回3錠（1日1回）　朝食後30分（10/31 終了）

フィルグラスチム 75 μg 皮下注　1日1回（10/31 開始）

学生　○○さん、こんにちは。昨日の夕方分から痛み止めが減量になりましたが、痛みはいかがですか？

患者　痛いという感じがありません。お薬を減らしても変わりはありませんでした。少しだけ眠

[*13] CTCAE（Common Terminology Criteria for Adverse Events）：有害事象共通用語規準

気が取れたような気がします。でも、痛み止めをこれ以上減らすのは怖いです。

学生 わかりました。これ以上痛み止めを減らすのは怖いんですね…。また痛みが出てきた場合にはおっしゃってください。

今日なんですが、飲み薬の変更点が2つあります。抗がん薬の投与中に尿酸値が上がらずに経過したので、フェブキソスタットが今日で終了になります。また、白血球が減少してきているので、真菌感染症予防のイトラコナゾール内用液が今日の就寝前より開始となります。あわせて白血球を増やす注射の薬も今日から始まります。白血球が減少しているので、手洗い・うがい等で感染予防をしっかり行ってください。それと、熱が出た時はすぐに知らせてくださいね。

患者 わかりました。

3 解説

▶解説1　悪性リンパ腫の病態・治療方針の理解

がん種により化学療法による奏功率は異なり、化学療法を行う目的が異なる。化学療法のマネジメントを適切に行うためには治療目標、治療方針を確認する必要がある。また、これらを理解するためには、病態の知識も必要である。

悪性リンパ腫はリンパ球が増殖して腫瘤形成をきたした悪性腫瘍の総称である。悪性リンパ腫は腫瘍の起源により70種類以上の病理組織型に分類される。病型により進行の早さや活動性が異なり、DLBCLはアグレッシブリンパ腫に分類され、比較的抗がん薬が効きやすいといわれており、治癒を目標として強力な化学療法を行う。

「造血器腫瘍診療ガイドライン」では、病理組織型ごとに治療アルゴリズムが記載されている。治療方針を決める際には、病期分類であるAnn Arbor分類や、予後分類IPIが考慮される。本症例の患者の場合、Ann Arbor分類のⅣ期でB症状ありと診断されており、IPIでは5年生存率43%とされる高中間リスク（high-intermediate risk：H-I）に分類される。Ⅳ期のDLBCLに対する治療の第一選択は、R-CHOP療法（リツキシマブ、シクロホスファミド、ビンクリスチン、ドキソルビシン、プレドニゾロン）6-8コースに、場合によって放射線照射を組み合わせる。

一次治療でCR/PRが得られない患者では、HDC/AHSCTのみがエビデンスのある治療となる。ただし、腫瘍量が多いと再発のリスクが高くなるため、事前にCRまたはPRの状態となっている必要がある。

本症例の場合、患者はR-CHOP療法の途中で右臀部病変の増悪をきたし、二次治療を行っている段階で、今後はHDC/AHSCTを目指しており、今回の治療でCR/PRとなることが目標とされている。これまでR-CHOPと、次に救援化学療法として行ったCHASER（リツキシマブ、シクロホスファミド、キロサイド、エトポシド、デキサメタゾン）の2種類のレジメンを使ったが、PR以下の判定であり、そのためレジメンを変更する判断のもと、ガイドラインに記載のあるレジメンの中からこれまで使用していない薬剤を含むRICEを行う方針が採られている。

▶解説2　オーダー・支持療法の確認

治療方針に基づいて確実に薬物治療が実施されるように、また、安全性を担保するために必要な

処置が実施されるように支援していく必要がある。そのため、化学療法のオーダーを確認する際には、レジメンどおりのオーダーであるかどうか（投与量、流速、投与間隔、投与スケジュール）の他にも、適切な支持療法のオーダーがあるか、薬物動態変動因子（肝機能、腎機能、併用薬）に問題はないかといった点を確認する必要がある。

　抗がん薬は個々の患者の体格に合わせた量を投与する。投与量はレジメンによって通常は体表面積（BSA）や体重で規定される。なお、BSA の近似式として代表的なものに DuBois 式がある。

$$\text{DuBois 式：BSA} = (体重)^{0.425} \times (身長)^{0.725} \times 0.007184$$

▶解説 3　腎機能評価法

　カルボプラチンの投与量は、曝露量とクリアランスを元に作成された Calvert 式という計算式を用いる。

$$\text{Calvert 式：投与量} = \text{AUC} \times (糸球体濾過量 + 25)$$

　GFR[*14]（糸球体濾過量）を正確に測定するためには、イヌリンクリアランスを測定する必要があるが、24 時間蓄尿が必要なため手順が煩雑であり、日常臨床で行うことが難しく、ほとんど実施されることはない。さまざまな近似式があり、そのうちの一つが Jaffe 法で測定した血清 CRE を用いて実測 GFR に近似するように作成された Cockcroft-Gault 式である。しかし、日本における血清 CRE 測定法は酵素法であり、Jaffe 法よりも 0.2 程度値が小さく出るといわれている。そのため、日本の医療機関で算出された Ccr は実測 GFR よりも高値となり、カルボプラチンの過剰投与となる危険性が指摘されている。そこで、測定した CRE の値に 0.2 を足して、Ccr を計算する方法が用いられる場合がある。

　一方、現在の臨床試験では、酵素法で測定した Ccr が用いられており、アメリカでも近年は CRE の測定方法が Jaffe 法から、酵素法と同等に正確な IDMS 法に変更となった。IDMS 法では、Calvert 式に挿入する Ccr 値の上限は 125 mL/分とすることが推奨されている。また、「がん薬物療法時の腎障害診療ガイドライン」では、婦人科領域において、血清 CRE が極端に低値となった場合、下限値として 0.7 mg/dL を設けることについて記載されている。

　なお、Cockcroft-Gault 式は計算式に体重を含むため、肥満患者では過大評価になるといわれている。本症例の患者の場合、入院時体重から判断して BMI は 24.5 程度であり、るい痩でも肥満でもないため、Ccr が腎機能を過大評価しているとは考え難い。また、CRE > 0.7 mg/dL、Ccr < 125 mL/分であり、補正の必要のある Ccr 値ではないといえる。さらに、患者は治癒を目指した治療を行っており、今回の治療で CR/PR となるように腫瘍を減らす必要があるため、むやみに投与量を減らすことはデメリットとなる。また、強度を下げるべき副作用の既往や、合併症もないことから、本症例では Ccr を用いて投与量を計算することに大きな問題はないと考える。

▶解説 4　腫瘍崩壊症候群の予防に関する介入

　腫瘍崩壊症候群は、抗がん薬投与後に腫瘍が急激かつ大量に破壊されることで、細胞内の成分で

[*14] GFR：glomerular filtration rate

ある尿酸、カリウム、リン、サイトカイン等が排泄能を超えて血中に放出され、血中に蓄積して腎機能障害、多臓器不全を起こす病態であり、時として致死的である。尿酸や電解質は、通常尿中に排泄されるため、腎機能障害がある場合はリスクが上昇する。

　本症例では、「DLBCL」、「LD（LDH）＞基準値上限」であるため、中間リスク以上となり、あわせて「腎機能低下なし」であるので、中間リスクに分類される。抗がん薬投与前から尿酸値が基準値以上となっているため、高尿酸血症に対応しておくことが望ましいと考えられる。

　ラスブリカーゼは遺伝子組み換え技術で作成された urate oxidase であり、尿酸を分解するが、投与によって抗ラスブリカーゼ抗体（中和抗体）が産生されることが知られている。本症例の患者は、一次治療の際に投与経験があるため、再度の投与は推奨されない。そこで、フェブキソスタットやアロプリノールの内服が選択されることとなる。

▶解説 5　薬物間相互作用に関する介入

　イトラコナゾールは、CYP3A4 と P 糖タンパクに強い阻害作用を示す。エトポシドやイホスファミドと併用した際、具体的に血中濃度がどれほど変化するのかというデータはないが、薬物間相互作用が回避可能な場合は、その方法を講じることが望ましい。

▶解説 6　疼痛コントロールへの介入

　疼痛コントロールは、WHO 方式がん疼痛治療法に基づいて考える。非オピオイド性鎮痛薬に定時内服のオピオイドを併用し、突出痛に対してはレスキューを使用する。鎮痛薬の効果については、NRS[*15] やレスキューの使用回数、がん疼痛治療目標のどの段階を達成しているかによって評価がなされる。

　本症例の患者では、安静時、動作時とも NRS：0 であり、効果は十分といえる。また、患者の眠気は、抗がん薬による倦怠感が関係していると考えられるが、増量されたばかりのオキシコドンが原因となっているおそれも否定できない。なお、鎮痛薬は通常の場合、数日で耐性ができるため、経過観察とすることも可能だが、抗がん薬投与によって腫瘍が縮小し、疼痛が改善している可能性があるため、抗がん薬の減量について考慮する必要がある。

参考文献
・日本血液学会　編：「造血器腫瘍診療ガイドライン 2018 年版」、p.165～317、金原出版、2018.
・国立がん研究センター内科レジデント　編：「がん診療レジデントマニュアル第 7 版」、p.24、医学書院、2016.
・新津望　編：「すぐよくわかる　リンパ腫のやさしい講義」、メジカルビュー社、2015.
・日本腎臓学会　他　編：「がん薬物療法時の腎障害診療ガイドライン 2016」、p2～7、ライフサイエンス出版、2016.
・日本腎臓学会　編：「CKD 診療ガイド 2012」、p18～21、東京医学社、2012.
・日本緩和医療学会緩和医療ガイドライン作成委員会　編：「がん疼痛の薬物療法に関するガイドライン 2014 年版」、金原出版、2014.
・イトラコナゾール内用液 1% 「ファイザー」添付文書、2018 年 4 月（改訂第 2 版）.
・注射用イホマイド 1 g インタビューフォーム、2012 年 5 月（改訂第 3 版）.
・ラステット注 100 mg/5 mL インタビューフォーム、2018 年 12 月（改訂第 8 版）.
・オキシコドン徐放カプセル「テルモ」添付文書、2014 年 7 月（改訂第 3 版）.

*15 NRS（numerical rating scale）：（痛みの）数値評価スケール

精神神経疾患──統合失調症

1 入院時患者情報

※医師カルテ記載より

- **患者**

  50歳・男性

- **診断名**

  統合失調感情障害

- **入院形態**

  医療保護入院

- **主訴**

  興奮、滅裂思考など精神運動興奮状態

- **同伴者**

  母、検察官など

- **家族構成**

  父は他界し、親類は母のみ。母は糖尿病、認知症の要介護2でグループホーム入所中。

- **生活歴**

  ◇◇県で出生、◆◆県で生育。同胞無し。●●高校卒業。1988年県立■■高校に就職するも1994年退職。同年から大学進学を試み予備校に通うも合格せず。

- **現病歴**

  高校2年頃より登校を渋るようになり、時に殺されるなどと被害妄想を疑わせる発言があった。

  高校3年2学期より登校拒否となり、人との交際を避けるようになった。高校入学当時の成績はトップレベルであったが、自分は大学に行かないからと言ってほとんど勉強しなくなり、卒業時の成績は下位であった。しかし、公務員試験の勉強は熱心にして合格した。

  1988年4月、県立■■高校定時制の主事として就職した。最初の1年間はどうにか仕事をこなしていたが、その後「スピーカーで盗聴されている」、「電波で操られる」など、物理的被影響体験や皆が自分の悪口を言うなどの被害関係念慮などが出現し、独語・空笑が目立つようになった。

  1989年6月、▲▲内科神経科を受診、統合失調症と診断された。以後通院しながら勤務を続けていたが、欠勤気味であった。1991年3月24日から5月12日、1991年5月22日から11月14日の2度にわたって大量服薬し、興奮状態のため▼▼病院に入院した。

  退院後は同院に通院していたが、薬に対する拒否的な態度が強かった。服薬は当初は規則的であったが、アカシジアの出現などを契機に不規則になった。

  1993年12月30日、「世界情勢が…」などと支離滅裂な発言をして興奮状態となり、両親に対して暴力を振るうようになったため精神科外来を受診し、以後フォローアップされていた。

  1996年9月22日、突如行方不明になり、9月27日に××国の海辺の都市で入水自殺を図っているところを保護され、10月2日に日本へ強制送還された。そのまま当院精神科に医療保護入院

となった。1997 年 8 月 14 日退院。

　以後、無為自閉であるが精神症状は安定していた。この間☆☆病院や精神保健センターのデイケアに参加するも、本人は普通の仕事にこだわり、一方的に辞めてしまった。その後、英語の勉強をしながら落ち着いた生活をしていたが、2000 年 4 月 22 日、些細なことで父親に暴力を振るうようになり、2000 年 5 月 15 日、大量服薬および、同日全身状態の管理目的にて精神科に 2 回目の医療保護入院となった。その後、全身状態が安定したため、2000 年 5 月 21 日、国立★★療養所に初回入所となる。入所中も無為、自閉的傾向だったが、2001 年 3 月 30 日に家族の受け入れ準備が整ったということで退所した。

　その後は精神科外来でフォローアップされていたが、2007 年 4 月下旬より幻聴活発、拒薬傾向となり、「薬をしっかり飲んでいる。幻聴はない」と症状を取り繕い、両親と同伴での受診を拒否。

　2007 年 11 月末より、ほとんど家によりつかず「海外へ行く、◎◎国に行く」と言っては放浪。2008 年 6 月 7 日の朝に◎◎国大使館に侵入しようとしたところを警察に保護された。同日、◆◆県精神科医療センターに医療保護入院となる。同院では拒薬なく、目立った行動なく過ごしていたが、両親に対しては攻撃的な態度で興奮したり、「処刑されると聞こえる」と話したりと、幻聴活発であった。2008 年 6 月 11 日、当院精神科転院となった。入院加療にて精神症状・コンプライアンス・家族の受け入れの改善が得られ、2008 年 11 月 14 日退院となった。退院時処方はリスペリドン（RIS）：8 mg、エスタゾラム：2 mg、ビペリデン：1 mg であった。以後、幻聴・被害妄想・不安症状などを認めていたが、精神症状は概ね安定しており、RIS：5～7 mg でコントロールされていた。また、アカシジアに対してはビペリデン：3～4 mg にて対応していた。2009 年 2 月 9 日、幻聴・不安の増悪に対し、RIS：10 mg まで増量し、バルプロ酸ナトリウム（VPA）：400 mg を開始して改善が得られた。2011～2013 年は英会話サークルなどにも参加していた。

　2014 年 8 月 11 日よりイライラが出現したため VPA 中止。イライラ改善あり、その後は RIS：6～7 mg で良好にコントロールされていた。しかし、2016 年 5 月 9 日～パリペリドン（PAL）への置換を開始したところ怠薬するようになり、2016 年 7 月 25 日には母親から「調子悪く、内服できていない」との電話相談あり。2016 年 8 月からは気分高揚し、深夜にタクシーに乗って遠くへ行ってしまったり、ほとんど眠らなかったり、独語・空笑が見られるようになったりと、症状の増悪を認めた。また強迫的に鍵を閉め、両親さえも家から閉め出すようになり、本人の来院も中断してしまった。このため薬剤調整と休養目的で入院治療が必要と判断され、2016 年 11 月 7 日、当院精神科に医療保護入院。それまで統合失調症として加療されていたが、一日中掃除をしたり、通っていた英語の先生に対してプライベートで会おうとしたり、結婚を申し込んだりと、軽躁ともとれるエピソードを認め、診察上も多弁、易刺激性、高揚気分などの軽躁状態が疑われるため、統合失調感情症と診断が変更された。入院後はブロナンセリン（BLN）が導入され、BLN：24 mg ＋VPA：1000 mg で症状改善し、内服、通院継続の約束が得られたため 2017 年 2 月 11 日退院した。

　その後も外来通院を続けていたが、2019 年 1 月頃に急激な錐体外路症状の出現を認め、自己判断で内服を中断、病状が悪化した。2019 年 3 月に市役所の職員を殴りつける事件を起こし、▽▽刑務所に拘留された。徐々に精神症状が悪化し、2019 年 4 月の公判では興奮、滅裂を認めて裁判を行うこともできず経過していた。検察官によると、月に 1 回程度興奮状態を呈していたという。また、裁判出席時も滅裂な発言が目立ち、判決の延期が繰り返されていたという。拘留中は、クロルプロマジン（CP）：25 mg、RIS：1 mg など、少量の抗精神病薬のみ処方され、投薬により症状

はやや改善を認めたため裁判は結審し、2020 年 7 月 6 日に出所した。出所後、そのまま検察官や母親に付き添われ、当院精神科を受診した。

■ 現症
・疎通礼節保たれる。表情も穏やか。話の内容はまとまっており、多弁さはない。
・筋固縮なし、振戦なし
■ 診断
　統合失調感情障害
■ 入院時内服薬
　RIS：4 mg ＋ VPA：1000 mg

2　薬学的管理と経過

（1）薬物間相互作用への対応

①入院当日：持参薬調査

<u>学生</u>　持参薬の確認が終わりました。医師のカルテ記載にあった薬剤以外に、カルシウム拮抗薬を内服していました。

<u>指導</u>　具体的には何を飲んでいましたか？

<u>学生</u>　ジルチアゼム徐放カプセルです。

入院時持参薬		
リスペリドン錠 1 mg	1 回 1 錠（1 日 4 回）	朝昼夕食後、眠前
バルプロ酸徐放錠 200 mg	1 回 2 錠（1 日 2 回）	朝夕食後
バルプロ酸徐放錠 100 mg	1 回 1 錠（1 日 2 回）	朝夕食後
ジルチアゼム塩酸塩徐放カプセル 100 mg	1 回 1 カプセル（1 日 1 回）	朝食後

<u>指導</u>　ジルチアゼムですか。いつ頃から内服していたかわかりますか？

<u>学生</u>　お薬手帳の記載によると、2019 年 1 月にかかりつけの内科で処方されたのが最初のようです。

<u>指導</u>　2019 年 1 月…。患者さんの病歴と照らし合わせて、何か気がつくことはありますか？

<u>学生</u>　えーと、そうですね…。錐体外路症状が出現して、内服を自己中断した時期と一致しています。

<u>指導</u>　その頃の薬物治療をもう一度確認してみましょう。当時の処方内容から何か気がつくことはありますか？

2019 年 1 月：精神科処方		
ブロナンセリン錠 4 mg	1 回 3 錠（1 日 2 回）	朝夕食後
バルプロ酸徐放錠 200 mg	1 回 2 錠（1 日 2 回）	朝夕食後
バルプロ酸徐放錠 100 mg	1 回 1 錠（1 日 2 回）	朝夕食後
2019 年 1 月：内科処方		
ジルチアゼム塩酸塩徐放カプセル 100 mg	1 回 1 カプセル（1 日 1 回）	朝食後

<u>学生</u>　自信はないですが…。薬物間相互作用ですか？

| 指 導 | そのとおりです。当時の内服薬には薬物間相互作用があります。内科で処方されたジルチアゼムは、強力な CYP3A4 の阻害剤です。一方で、ブロナンセリンは CYP3A4 の基質です。ジルチアゼムを内服したことにより、ブロナンセリンの血中濃度が上昇し、錐体外路症状が出現した可能性があります。

| 学 生 | 相互作用によって副作用が出ることがあるんですか？

| 指 導 | 血中濃度の上昇は、濃度依存的な副作用を引き起こします。添付文書上、ジルチアゼムとブロナンセリンは併用注意となっています[1]。それと、ブロナンセリンはケトコナゾールとの併用で AUC が 17 倍に増えたとの記載もあります。

| 学 生 | 血中濃度が大きく変化することがあるんですね。

| 指 導 | ブロナンセリンとジルチアゼムとの併用について、他に情報はありますか？

| 学 生 | 添付文書やインタビューフォームでは、具体的な記載は特に見当たりません[2]。ケトコナゾールのような具体的な情報があるか、論文をあたってみた方がよろしいでしょうか？

| 指 導 | 論文を調べるのも大事ですが、簡便に血中濃度の変化を予測する方法があります。参考書籍があるので[3]、AUC 変動率を予測してみてください。

②学生による調査

| 学 生 | 調べてみました。各薬剤の IR[*1]（阻害率）と CR[*2]（寄与率）から、AUC 変化を算出する方法ですね。参考書籍によると、ブロナンセリンの CR は 0.94、ジルチアゼムの IR は 0.8 であると報告されています。

$$AUC_{+inhibitor}/AUC_{control} = 1/1 - CR \times IR$$

| 指 導 | AUC 変動率はどのくらいですか？

| 学 生 | 約 4 倍増加することが予測されます。この血中濃度上昇が、副作用発現の原因だったんですね。

| 指 導 | その可能性があります。カルシウム拮抗薬の併用による血中濃度上昇が抗精神病薬の副作用を引き起こし、結果として内服自己中断による症状増悪を招いたと考えられます。医師に情報提供して今後の薬物治療について相談しましょう。[解説 1]

③医師への提案

| 学 生 | 先生、本日入院した統合失調症の患者さんについてご相談があります。お時間よろしいですか？

| 医 師 | はい、なんでしょう？

| 学 生 | 今回の入院の契機となった症状の増悪は、ブロナンセリンの怠薬によるものだとカルテで拝見しました。ところが持参薬調査で、薬物間相互作用によってブロナンセリンの副作用が生じていた可能性があることがわかりました。

| 医 師 | 相互作用ですか。くわしく教えてください。

....

[*1] IR : inhibition ratio
[*2] CR : contribution ratio

学生　2019 年 1 月に副作用を訴えて内服が自己中断されていますが、お薬手帳によると、同時期にかかりつけの内科でジルチアゼムが処方されていたことがわかりました。ジルチアゼムはブロナンセリンの代謝を阻害する薬剤です。薬物間相互作用によってブロナンセリンの AUC が 4 倍程度に上昇し、錐体外路症状をきたしたものと考えられます。

医　師　4 倍もですか…。それでは副作用が起きてもおかしくないですね。しかし、そもそもどうしてジルチアゼムが処方されたんでしょう？

指　導　お薬手帳等に記録がありませんので、処方意図は不明なんです。

医　師　そうですか…。それでは今後はどうしたら良いでしょうか？　ブロナンセリンは鎮静作用が強くないので、患者さんの調子も良さそうでしたから…。可能であれば、またブロナンセリンに変更したいんですが…。

指　導　まず、処方元に診療情報の提供を依頼して、なぜジルチアゼムが処方されたのか、それと他剤に変更可能かどうかを確認する必要があると思います。相互作用がない他の薬剤に変更できれば、問題なくブロナンセリンは使用できます。もし、他剤に変更できなかった場合でも、ブロナンセリンを減量して継続する方法もあります。

医　師　わかりました、診療情報の提供を依頼しておきます。回答が来る前にブロナンセリンを開始したいんですが、用量はどうしましょうか？

指　導　AUC が 4 倍に上昇するので、おそらく 6 mg で維持可能と思いますが、まずは 4 mg で開始してはどうでしょうか？　今、患者さんはリスペリドン：4 mg を内服されているので、相互作用を加味すると、ブロナンセリン 4 mg がクロルプロマジン換算で等価となります[4]。また、再度錐体外路症状が出現するリスクもありますので、事前に「重篤副作用疾患別対応マニュアル」も確認された方がよろしいかと思います[5], [6]。

医　師　わかりました、明日より処方を変更します。[解説 2]

◆ 7 月 10 日　学生カルテ

#薬物間相互作用による抗精神病薬の副作用の発現

O

・錐体外路症状が出現した時と同時期に、内科よりジルチアゼムの処方あり
・副作用発現当時の内服薬
　ブロナンセリン 24 mg
　バルプロ酸ナトリウム 1000 mg
　ジルチアゼム 100 mg

A

　患者には、急激な錐体外路症状の出現と、それによる内服自己中断のため、症状が増悪した経緯がある。錐体外路症状の発現には、薬物間相互作用が関わっていた可能性があり、相互作用を回避する、もしくは相互作用を加味した投与量の設定を行うことで、安全にブロナンセリンを投与できる可能性がある。

　相互作用回避のためには、ジルチアゼムの処方意図について把握する必要があるため、主治医より、かかりつけ医に情報提供を依頼していただく。可能であれば、相互作用のない他

剤（アムロジピンなど）を提案する。

　ジルチアゼムの継続が必要である場合、AUC 変動率を加味し、また、患者の状態（効果や副作用）を評価しながら、投与量の提案をしていく。

P

・診療情報の提供を依頼する。

・他剤へ変更可の場合、アムロジピン等を提案する。

・他剤へ変更不可の場合、モニタリングをしながら投与量の提案を行う

④ 1 週間後：その後の投与設計

現在の内服指示		
ブロナンセリン錠 4 mg	1 回 0.5 錠（1 日 2 回）	朝夕食後
バルプロ酸徐放錠 200 mg	1 回 2 錠（1 日 2 回）	朝夕食後
バルプロ酸徐放錠 100 mg	1 回 1 錠（1 日 2 回）	朝夕食後
ジルチアゼム塩酸塩徐放カプセル 100 mg	1 回 1 カプセル（1 日 1 回）	朝食後

学生　先日の患者さんですが、ブロナンセリン 4 mg ではまだ幻聴があるようで、6 mg に増量予定と医師がカルテに記載しています。それと、かかりつけ医から回答があったようで、ジルチアゼムは他剤に変更可能だそうです。高血圧に対して処方されていたとのことでした。

指導　ジルチアゼムを中止すれば阻害も解除されますね…。では、今後の投与設計はどうすれば良いと思いますか？

学生　最終的には 24 mg に増量することになるとは思いますが…。それまでは様子をみながら増量していく方法で良いでしょうか？

指導　そうですね、ジルチアゼムによる阻害には、時間依存的阻害も含まれると考えられていますから[7]、血中からの消失後も阻害効果が持続する可能性があります。ジルチアゼムを中止する場合、患者の症状と副作用とを確認しながらブロナンセリンを漸増していく必要があるかもしれませんね。

医師　あぁ、ちょうど良かった。先日お話のあったジルチアゼム内服中の統合失調症の患者さんですが、投与設計についてお伺いしたいんですが…。

指導　ブロナンセリンの投与についてですね？　ちょうど学生とディスカッションしていたところです。学生さん、説明してください。

学生　はい。今後の薬物動態への影響についてですが、中止によってジルチアゼムが血中から消失しても、阻害効果は持続する場合があるようです。そのため、ジルチアゼムを中止した後すぐにブロナンセリンを増量するのではなく、患者さんの症状が増悪するようであればブロナンセリンを増量するという対応がよろしいかと思います。

医師　どうもありがとうございます。降圧薬については、かかりつけ医からアムロジピンにするよう言われていますので、変更しようと思います。

（2）服薬コンプライアンスの確保

①入院 1ヵ月後

```
現在の内服指示
ブロナンセリン錠 4 mg        1回3錠（1日2回）    朝夕食後
バルプロ酸徐放錠 200 mg      1回2錠（1日2回）    朝夕食後
バルプロ酸徐放錠 100 mg      1回1錠（1日2回）    朝夕食後
アムロジピン錠 5 mg          1回1錠（1日1回）    朝食後
```

学生　先日の患者さんですが、ブロナンセリンが 24 mg まで増量されて、症状が安定したので退院になるようです。

指導　それはよかったですね。

学生　ただ、担当の看護師さんから気になることを聞きました。朝起きるのが苦手で、以前は朝の薬を飲めないことがあったそうです。

指導　そうですか。最近はどうなのか、ご本人に確認してみましょう。

②患者との面談

学生　○○さん、こんにちは。

患者　こんにちは

学生　○○さんのお薬のことで確認させていただきたいことがあります。以前、朝起きられなくて薬を飲めないことがあったと看護師さんから聞きました。最近はいかがですか？

患者　そうですね…。前の薬だと、夜飲んだら次の日の午前中も残っている感じで…。それで朝起きられないことが多かったんだと思います。今はそんなことはありませんが、病気になる前からもともと朝は苦手で、朝食も抜くことが多かったから、できれば朝の薬がなくなると良いんですけど…。

指導　今の成分のお薬で、1日2回から1日1回に変えることができるものもありますよ。夕食後のみの服用であれば飲み忘れは減りそうですか？

患者　本当ですか？　夕食後だけの方が助かります。

学生　わかりました。先生と相談してみますね。

指導　血圧の薬も夕食後で良いか聞いてみますね。

患者　お願いします。

指導　ちなみに1日1回のお薬にすると、成分の性質上、一包化ができませんがよろしいですか？

患者　一包化でなくても、1日1回の方が良いです。

学生　わかりました。

指導　それから、今、飲んでいるお薬のうち、ブロナンセリンは空腹時に飲むと効果が弱まってしまうので、食事は摂るようにしてください。その方が生活のリズムも整って、良い調子を保ちやすいですよ。

患者　そうですか、わかりました。

③医師への提案

学生 先生、今、お時間よろしいですか？　退院予定の患者さんについて相談があるんですが…。

医師 はい。何でしょうか？

学生 以前、相談させていただいた統合失調症の患者さんです。もともと朝の内服が困難だったようで…。1日1回の内服にできるならその方が良いとおっしゃっています。バルプロ酸徐放錠には今使用している製剤以外に、1日1回服用の製剤があります。そちらに変更することで、1日1回の服用にすることができます。ただし、1日1回製剤は吸湿性の問題があって一包化することができません。一包化する必要がなければ…の話ですが。

医師 わかりました。1日1回製剤に変えましょう。ちなみにブロナンセリンはどうでしょうか？

指導 添付文書上は1日2回の薬剤ですが、長期に安定して内服した場合の血中半減期は約60時間と長いので、1日1回でも安全性、有効性は担保できると考えます。適応外にはなりますが、患者さんが退院後、朝の内服が難しく、安定した服薬ができないようであれば、アドヒアランス向上のためにも1日1回への変更を考慮しても良いと思います。

また、ブロナンセリンは空腹時に内服すると吸収が低下する薬剤です。退院後に患者さんが朝食を抜く生活になるようであれば、血中濃度が低下することが予測されますので、血中濃度を保つためにも夕食後に服薬をまとめる方向で検討しても良いかもしれません。

医師 わかりました。外来で患者さんご本人と相談したいと思います。どうもありがとうございました。

◆ 8月9日　学生カルテ

#起床困難に伴う内服コンプライアンス低下の可能性

S

・病気になる前からもともと朝は苦手で、朝食も抜くことが多かったから、できれば朝の薬がなくなると良いんですけど…。

・一包化でなくても、1日1回の方が良いです。

O

・現在の内服指示

ブロナンセリン錠 4 mg	1回3錠（1日2回）	朝夕食後
バルプロ酸徐放錠 200 mg	1回2錠（1日2回）	朝夕食後
バルプロ酸徐放錠 100 mg	1回1錠（1日2回）	朝夕食後
アムロジピン錠 5 mg	1回1錠（1日1回）	朝

A

・発病以前より朝は苦手だったとのことで、本人のアドヒアランスに問題はなくても、起きられずに服薬できないことは今後も起こり得ると考えられる。可能な薬剤は夕方服薬にまとめ、コンプライアンスの確保に努める。

・バルプロ酸は1日1回製剤に変更することで、内服回数を少なくすることが可能。

・アムロジピンも、内服できることを第一に考えて夕方に変更。

・ブロナンセリンは分2のままとして、外来での内服状況に合わせ、用法の変更について主

治医に検討を依頼する。

P
・内服アドヒアランス向上のため、バルプロ酸は1日1回製剤に変更。
・退院後の自宅での内服状況を確認する。

④退院時指導

退院時処方
ブロナンセリン錠4 mg　　1回3錠（1日2回）　　朝夕食後
セレニカR錠200 mg　　1回5錠（1日1回）　　夕食後
アムロジピン錠5 mg　　1回1錠（1日1回）　　夕食後
※一包化調剤（セレニカRは除く）

| 学生 | ○○さん、いよいよ退院ですね。以前、食事を抜くと、薬の効きが悪くなる話をしましたが覚えていますか？ |

| 患者 | あぁ、覚えています。朝食もちゃんと食べようと思っています。 |

| 学生 | 食事に関してなんですが、グレープフルーツジュースはお薬が効きすぎてしまう原因になることがあります。そうすると、また体が動かしにくくなるような副作用が出てしまう可能性があるんです。 |

| 患者 | そうなんですか、わかりました。ただ食べるだけじゃなくて、食事の内容にも気をつけるようにします。 |

| 指導 | 退院時のお薬ですが、セレニカR以外は一包化してあります。夕食後は一包化されたお薬だけではなく、PTP*³シートのお薬も忘れずに飲むようにしてください。 |

| 患者 | わかりました。飲み忘れに気をつけます。 |

| 指導 | 次回外来の時に、また、学生と一緒にご自宅での生活や、服薬状況について聞かせてもらおうと思っていますので、よろしくお願いしますね。それから、お薬手帳にシールを貼っておいたので、他の病院や薬局に行く時は見せるようにしてください。 |

| 患者 | はい。わかりました。 |

3 解説

▶解説1　抗精神病薬と薬物間相互作用

　抗精神病薬は肝代謝型の薬剤が多く、薬物代謝酵素の誘導・阻害による薬物間相互作用を受けやすい薬剤といえる。また、患者ごとの至適な薬物量にも幅があり、精神科医は症例ごとに適切な薬剤の量を症状や副作用を見極めて処方している。

　CRの大きな薬剤では強力な阻害薬の影響を受けやすく、大きな血中濃度の変動が予測される。

・・・

セレニカ：バルプロ酸ナトリウム
*³ PTP : press through pack

本症例の患者では、入院時持参薬のリスペリドンとジルチアゼムの間でも薬物間相互作用が生じているが、リスペリドンの代謝における CYP3A4 の寄与は小さく、また代謝物である 9-ヒドロキシリスペリドン（PAL）も薬理活性を有している。また、主代謝酵素 CYP2D6 の阻害薬を併用した場合でも、抗精神病効果および副作用については大きな変動がない可能性が報告されている[8]。

　以上から、リスペリドンの薬効・副作用にはジルチアゼム内服による大きな影響は起きないと想定できるため、入院時の用量調整は行っていなかったと考えられる。また、気分変動を認める患者では、カルバマゼピンが併用されることもあるが、こちらは代謝酵素の誘導作用によって抗精神病薬の血中濃度が低下し、症状の増悪を認めることがあるので注意が必要となる。

▶解説 2　抗精神病薬と副作用

　非定型抗精神病薬は、その受容体親和性によって SDA[*4]、MARTA[*5]、DSS[*6] などに分類される。副作用も受容体親和性で説明できる部分がある（図表 1）。

　本症例では、患者本人から朝の眠気、もしくは過鎮静を示唆する情報が得られている。ブロナン

図表 1　第二世代抗精神病薬の薬理的特徴（受容体遮断作用）[9]

一般名	力価 （CP 換算）	D_2 遮断	D_3 遮断	D_4 遮断	D_1 遮断	D_5 遮断	α_1 遮断	mAch 遮断	5-HT$_2$ 遮断	H_1 遮断
リスペリドン	100	3	+	+	+	−	2	−	4	2
ペロスピロン	8	3	−	−	±	−	+	−	4	3
クエチアピン	66	2	2	+	±	−	3	+	4	4
オランザピン	2.5	2	2	2	+	+	2	2	4	3
アリピプラゾール	4	4	2	+	+	−	+	−	+	+
ブロナンセリン	4	4	−	−	−	−	+	−	2	−
クロザピン	50	+	+	2	+	−	3	2	2	3
パリペリドン	1.5	2	+	+	+	−	1	−	3	2
アセナピン	2.5	4	3	2	+	−	3	−	4	4

CP：クロルプロマジン、D：ドパミン受容体、α：アドレナリン受容体、mAch：ムスカリン性アセチルコリン受容体、5-HT：セロトニン受容体、H：ヒスタミン受容体

セリンは、他剤と比較して鎮静作用に関連する α_1 受容体遮断作用や、眠気と関連する H_1 受容体遮断作用が低いため、これらの副作用が起きにくいと考えられる。本症例の場合、鎮静作用の低さから医師もブロナンセリンを選択したと考えられる。

　各受容体遮断作用による薬理作用および副作用は、図表 2 に示したとおりである。副作用の発現パターンから過剰に遮断されている受容体を推定し、より適切な他剤への変更を提案していくことも薬剤師には求められる。

* * *

[*4] SDA (serotonin-dopamine antagonist)：セロトニン・ドパミン拮抗薬
[*5] MARTA (multi-acting receptor-targeted antipsychotics)：多元受容体標的化抗精神病薬
[*6] DSS (dopamine system stabilizer)：ドパミンシステムスタビライザー

図表 2　抗精神病薬が結合親和性を示す主な受容体と関連する薬理作用[10]

受容体の種類（作用形式）	薬効薬理作用	副作用
ドパミン D_2 受容体（拮抗薬）	抗精神病作用（陽性症状）	錐体外路系副作用 プロラクチン分泌促進
セロトニン 5-HT_2 受容体（拮抗薬）	抗精神病作用（陰性症状） 錐体外路系副作用の軽減	－
セロトニン 5-HT_{1A} 受容体（部分作動薬）	抗不安作用	－
アドレナリン α_1 受容体（拮抗薬）	鎮静作用	過剰な鎮静、起立性低血圧
ヒスタミン H_1 受容体（拮抗薬）	鎮静作用	過剰な鎮静、体重増加、眠気、学習障害
ムスカリン M_1 受容体（拮抗薬）	錐体外路系副作用の軽減	口渇、便秘、学習障害

（－：なし、または不明）

参考文献

1) ロナセン錠添付文書、2018 年 12 月（改訂第 13 版）.
2) ロナセン錠インタビューフォーム、2019 年 1 月（改訂第 12 版）.
3) 鈴木洋史　監修、大野能之、樋坂章博　編：「これからの薬物相互作用マネジメント　臨床を変える PISCS の基本と実践」、じほう、2014.
4) 日本精神科評価尺度研究会ホームページ：「向精神薬の等価換算 2017 年版」
　　http://jsprs.org/toukakansan/2017ver/
5) 厚生労働省：「重篤副作用疾患別対応マニュアル　ジスキネジア」、2009.
6) 厚生労働省：「重篤副作用疾患別対応マニュアル　薬剤性パーキンソニズム」、2006.
7) 厚生労働省医薬・生活衛生局医薬品審査管理課長通知：「『医薬品開発と適切な情報提供のための薬物相互作用ガイドライン』について」、平成 30 年 7 月 23 日薬生薬審発 0723 第 4 号.
8) Tod M, *et al*. Quantitative prediction of cytochrome P450 (CYP) 2D6-mediated drug interactions. Clin Pharmacokinet. 50 (8)：519-30, 2011.
9) 日本医療薬学会　編：「病態を理解して組み立てる　薬剤師のための疾患別薬物療法 II　精神・脳神経系疾患/消化器疾患　改訂第 2 版」、2018.
10) 徳田久美子：「統合失調症治療薬の薬理作用」、日本薬理学雑誌 128 (3), 173-176, 2006.

11 曝露対策

1 実習のポイント

①曝露対策が必要な薬剤の特徴を列挙できる。
②生物学的影響及び健康への影響を説明できる。
③曝露の経路に関して説明できる。
④曝露対策の具体的な方法に関して説明できる。
⑤曝露対策を実施できる。

2 実習

(1) 曝露とは?

指導 「曝露」とは何でしょうか?

学生① 浴びることですか?

指導 何を浴びることでしょうか?

学生① 抗がん薬です。

指導 たしかにそうですが、抗がん薬だけとは限りません。「細菌・ウイルスや薬品などに曝すこと。また、曝されること」を「曝露」といいます。

(2) 生物学的影響および健康への影響

指導 「曝露」はどうして問題になるのでしょうか?

学生② 健康な人に被害が出るからです。

指導 どのような被害が挙げられますか?

学生② 発がん性、催奇形性…。

指導 そうですね。具体的には次のようなものが挙げられます。

図表1　生物学的影響および健康への影響

生物学的影響	遺伝子損傷	
	染色体異常	
	DNA 損傷	
	尿変異原性	
健康への影響	急性症状	
	過敏反応	喘息発作、皮疹、眼の刺激など
	皮膚・粘膜反応	皮膚刺激、接触性皮膚炎、咽頭痛、脱毛など
	消化器症状	食欲不振、悪心、嘔吐、下痢、便秘など
	循環器症状	息切れ、不整脈、末梢浮腫、胸痛、高血圧など
	呼吸器症状	咳嗽、呼吸困難など
	神経症状	頭痛、眩暈、不眠、意識消失など

健康への影響	長期的な影響	
	悪性腫瘍	白血病、非 Hodgkin リンパ腫、膀胱がん、肝臓がんなど
	生殖への影響	不妊症、妊娠までの期間延長、早産、低出生体重、子宮外妊娠、流産、死産、子供の学習障害

point ①　曝露による具体的な生体への影響を理解する

（3）曝露対策が必要な薬剤

指導　曝露に注意が必要な薬剤について考えてみましょう。どんな薬剤が挙げられますか？

学生③　抗がん薬？　毒薬？　ハイリスク薬…？

指導　曝露によって健康障害をもたらすか、あるいは疑われる薬品を「Hazardous Drugs」（HD）といいます。

図表 2　Hazardous Drugs（HD）

※ヒトまたは動物に対して、①～⑥の項目のうち、1 つ以上に該当するもの。
①発がん性
②催奇形性または他の発生毒性
③生殖毒性
④低用量での臓器毒性
⑤遺伝毒性
⑥上記①～⑤の基準によって有害であると認定された既存の薬剤に類似した新薬の化学構造および毒性プロファイルを示す

指導　具体的には、殺細胞性抗がん薬、分子標的薬、抗ウイルス薬、ホルモン誘導体、免疫抑制薬などが挙げられます。毒薬・劇薬やハイリスク薬とは定義が異なっています。

point ②　HD について理解する。
point ③　毒薬・劇薬やハイリスク薬との違いを理解する。

（4）曝露の経路・機会について

指導　では、抗がん薬を例に考えてみましょう。曝露はどんな時に起こるでしょうか？

学生③　抗がん薬を調製する時に起こります。

指導　「どこ」から「どのように」曝露しますか？

学生③　針を刺した時や、こぼれた液体を触った時に曝露します。

指導　そうですね。針刺しでは注入する可能性もありますね。では、こぼれた液体はどこからどうやって体内に入りますか？

学生①　はい、皮膚から吸収されます。皮膚に付着したままだと、飲食等の際に体内へ入ります。

指導　そのとおりです。他にも、気化した抗がん薬を吸入する可能性があります。

図表 3　曝露の主な経路

吸入、経口摂取、皮膚接触、粘膜吸収、針刺しによる注入など

| 指導 | こぼれた液体は、目に見えるのでわかりやすいですね。しかし、目に見えない所にも気をつける必要があります。では、抗がん薬はどこから検出されると思いますか？

| 学生① | 手袋や、安全キャビネットの中…。

| 指導 | そうですね。調製時では手袋やガウンから多く検出されます。また、安全キャビネットは内部だけでなく、床面からも検出されることがわかっています。
抗がん薬がついた手袋で周囲を触った場合、触れた部分も汚染する可能性があります。
それでは、注射薬以外でも考えてみましょう。錠剤や散薬ではどうでしょうか？

| 学生① | PTP シートの殻、錠剤を触った手、分包器…。

| 指導 | はい。錠剤を取り出す際や、散薬を調剤する際にも注意が必要です。その他にも、患者さんの排泄物や汗などから抗がん薬は検出されます。

point ④　曝露の経路や機会を理解する

（5）曝露対策①—ヒエラルキーコントロール—

| 指導 | 曝露の経路や機会について理解できたでしょうか？　それでは次に、曝露の具体的な対策を考えていきましょう。曝露を防ぐにはどうしたら良いでしょうか？

| 学生② | 手袋やガウンを着用します。…それと安全キャビネットを使います。

| 指導 | ところで「ヒエラルキーコントロール」という言葉を聞いたことはありますか？

| 学生② | …ありません。

| 指導 | 「ヒエラルキーコントロール」とは、職業上の危険性への曝露を排除または最小限にするためのリスクマネジメントの概念です。

図表4　ヒエラルキーコントロール

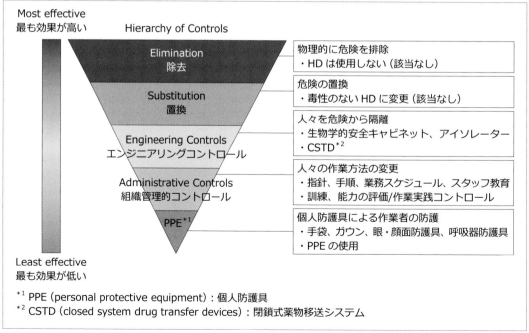

「がん薬物療法における職業性曝露対策ガイドライン 2019 年版」p.5（金原出版）を元に作成

| 指導 | これを基に曝露対策の具体的な方法を考えてみましょう。

（6）曝露対策②―個人防護具―

| 指導 | 個人防護具の着用は、最も効果が低いとされていますが、簡便な方法で導入しやすいので多くの施設で用いられています。個人防護具にはどのようなものがありますか？
| 学生③ | 手袋、ガウン、マスク、帽子、ゴーグルがあります。

図表5　個人防護具

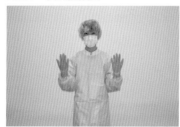

| 指導 | 着用の際の注意点は何でしょうか？
| 学生③ | 手袋を二重にします。
| 指導 | そうですね。手袋は二重にして、30分に1回交換することが推奨されています。
では、個人防護具のどこに抗がん薬は付着するでしょうか？
| 学生① | 手袋、ガウン…？
| 指導 | ガウンのどの部分でしょう？
| 学生① | 腕やお腹のあたりでしょうか？
| 指導 | そうですね。手袋の他に、ガウンの腕や前面に付着します。ガウンはお腹の部分だけではなく、胸付近まで付着する可能性があります。
自分自身の曝露はもちろんですが、周囲に汚染を広げないようにすることも非常に重要です。手袋やガウンなどに抗がん薬が付着した状態で周囲を触ったり、歩き回ったりしたらどうなるでしょうか？
| 学生② | 周りに広がってしまいます。
| 指導 | はい。どの部分が汚染されていて、汚染を広げないためにはどうしたら良いかを考えて行動する必要がありますね。
では、個人防護具を外す時には、どのような工夫ができるでしょうか？
| 学生② | 周囲をベタベタ触らないよう、気をつけて外します。
| 指導 | 他にはありますか？
| 学生③ | 汚れた部分が内側になるように外します。
| 指導 | そのとおりです。抗がん薬が付着していると思われる部位が内側になるように外します。
この時、外す順序も重要です。実際にやってみてください。

〈個人防護具の脱衣〉
| 指導 | まず何から外しますか？

学生③　1枚目（外側）の手袋を、表面を内側にして外します。

図表6　個人防護具の脱衣①

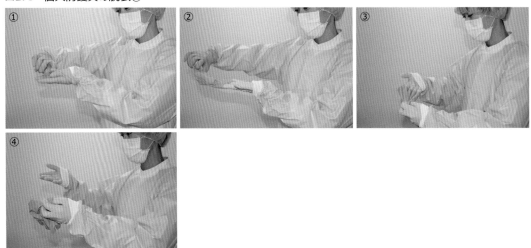

指導　次はどうしますか？

学生③　ガウンの表面が内側になるように脱ぎます。

指導　表面を内側にして、くるくると小さくまとめて廃棄してください。

図表7　個人防護具の脱衣②

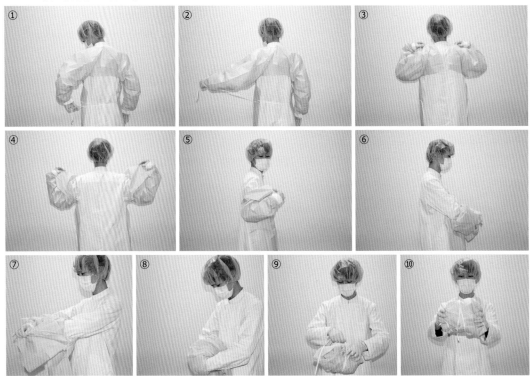

学生③ 次に、帽子とマスクを外します。
指導 マスクのどちら側に抗がん薬が付着していますか？
学生③ 外側です。
指導 そうですね。マスクも汚れた面を内側にすることを忘れないでください。

図表 8 個人防護具の脱衣③

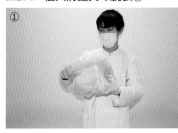 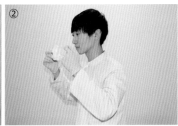

学生③ 最後に、2 枚目（内側）の手袋を外します。
指導 よくできました。廃棄する時は医療廃棄物専用の BOX へ投入します。それから廃棄後は「手洗い・うがい」を忘れずに行いましょう。
学生①〜③ はい。

図表 9 個人防護具の脱衣④

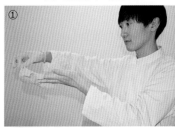 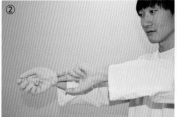 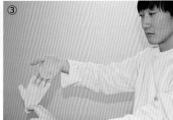

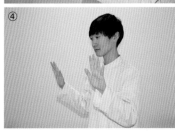

point ⑤ 個人防護具の種類を説明できる
point ⑥ 個人防護具を適切に取扱うことができる

(7) 曝露対策③―安全キャビネット―
指導 安全キャビネットとクリーンベンチの違いは何でしょうか？
学生① 風の向きが違います。
指導 では、A、B のどちらが安全キャビネットで、どちらがクリーンベンチでしょうか？

図表 10　安全キャビネットとクリーンベンチ

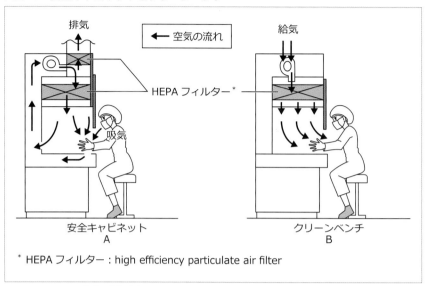

* HEPA フィルター : high efficiency particulate air filter

「がん薬物療法における職業性曝露対策ガイドライン」p.33（金原出版）を元に作成

学生①　A が安全キャビネットで、B がクリーンベンチです。

指導　正解です。それでは、抗がん薬の調製にはどちらを使用するでしょうか？

学生①　安全キャビネットです。

指導　そうですね。操作に気をつけていても、液体が飛散したり、エアロゾルが発生したりします。クリーンベンチの場合、無菌性は確保できますが、ベンチ内の空気が調製者側へ流れるので、調製者が抗がん薬を浴びてしまいます。そのため、抗がん薬の調製には安全キャビネットを使用するわけです。

point ⑦　安全キャビネットとクリーンベンチの違いを理解する

（8）曝露対策④—調製時の注意点（注射薬）—

指導　では、実際に注射薬を調製してみましょう。調製に必要なものには何がありますか？

学生②　個人防護具、シリンジ、針、アルコール綿です。

①手袋

指導　手袋は、薬剤透過性が低いものを使用します。また、外側の手袋は袖口まで完全に覆うことができるものを選びます。

パウダー付きの手袋の場合、抗がん薬を吸着、残留させるおそれがあるため、パウダーフリーの手袋を使用します。

学生①〜③　はい。

②シリンジ

指導　採取量に合わせて適切な規格のシリンジを選択します。

規格容量を超えて使用すると、扱いにくくなるだけではなく、プランジャーの引き抜きによる曝露のリスクが生じます。薬液を採取する場合は、規格容量を超えないようにしてください。

ところで、シリンジの種類にも注意が必要ですが、AとB、どちらのシリンジを使用しますか？

図表 11　シリンジ
　　　　　A：ルアーチップ式　　　　　　　　　B：ルアーロック式

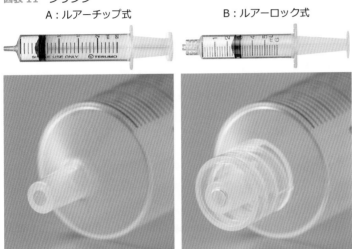

※写真提供：テルモ株式会社

学生②　Bのロックタイプを使用します。

指導　正解です。先端がルアーロック式（注射針ねじ込み式）のシリンジを使用します。理由はわかりますか？

学生②　…？　なぜでしょうか？

指導　ルアーロック式のシリンジの場合、接合部からの液漏れによる汚染を防止することができるからです。

③注射針

指導　注射針は、一般的に18G〜21Gのものを使用します。

R.B針（regular bevel 針）と、S.B針（short bevel 針）を知っていますか？

学生③　はい、聞いたことはあります。

指導　R.B針と比較して、S.B針は刃先角度が鈍角で、刃面長が短くなっています。

薬液の漏出防止のため、抗がん薬の調製にはS.B針を使用することが推奨されています。

図表 12　注射針

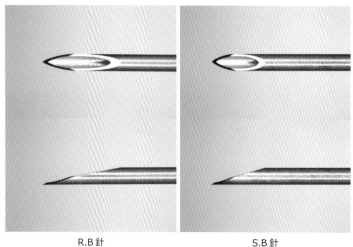

R.B針　　　　　　　　　　　　　　S.B針

※写真提供：テルモ株式会社

④調製

指導　調製は陰圧操作が基本です。常にバイアル内が陰圧になるよう意識して調製します。ゴム栓への針刺し回数は最小限にします。複数回刺す場合は、同一部位を避けるようにしてください。

くわしい操作方法は、日本病院薬剤師会監修の「抗がん薬調製マニュアル」（じほう）を確認してください。

学生①〜③　はい。

point ⑧　注射薬の調製方法を理解する
point ⑨　注射薬を適切に調製できる
※実際に注射薬を調製する。

(9) 曝露対策⑤—調製時の注意点（散薬）—

図表 13　パイルパッカー

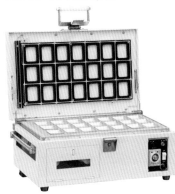

指導　散薬の調剤時には、粉塵の吸入や、コンタミネーションに注意する必要があります。また、錠剤の粉砕や脱カプセルは原則として行いません。

調剤に使用する乳鉢、乳棒、スパーテル等、使い捨てではない器具は、抗がん薬専用とし、そのつど洗浄します。

ところで、この機器を知っていますか？

学生①　…？　初めて見ました。

指導　これは、「パイルパッカー」という分包機です。

パイルパッカーの特長は、物理的に薬剤が接触しないところです。抗がん薬等の分包に適しています。

※写真提供：すみれ分包機株式会社

散薬の抗がん薬の分包には、散薬調製室の安全キャビネット内に設置されたパイルパッカーを使用することが理想です。

point ⑩　散薬の調製方法を理解する

(10) 曝露対策⑥—閉鎖式薬物移送システム（CSTD）—

指導 これが何かわかる人はいますか？

図表14　閉鎖式薬物移送システム（CSTD）

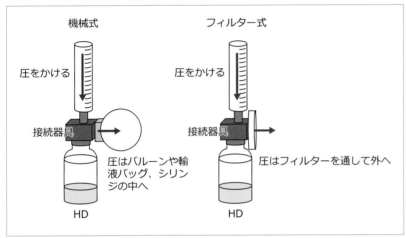

「がん薬物療法における職業性曝露対策ガイドライン」p.37（金原出版）を元に作成

学生①〜③ …？　わかりません。

指導 これは、HDの調製や投与に使用する器具の一つです。接続部にバルーンが付いていますね。ここでバイアル内外の差圧を調節することで、HDの飛散を防止しています。このような機構をもつ器具を「閉鎖式接続器具」といいます。閉鎖式接続器具のうち、薬剤を調製・投与する際に外部の汚染物質がシステム内に混入することを防ぐと同時に、液状あるいは気化/エアロゾル化したHDが外に漏れ出すことを防ぐ構造を有する器具を「閉鎖式薬物移送システム」（CSTD）といいます。
「がん薬物療法における職業性曝露対策ガイドライン」では、すべてのHDの調製に対してCSTDの使用が推奨されています。ただ、コストを要するので、すべての薬剤へ導入している施設は限られますが、揮発性の高い薬剤に対しては積極的に導入されています。では、揮発性の高い薬剤には何があるでしょうか？

学生② シクロホスファミド、イホスファミドがあります。

指導 それと、ベンダムスチン、チオテパも揮発性の高い薬剤ですね。
CSTDを使用しているからといって、他の曝露対策を怠ってはいけません。CSTDは、あくまでエアロゾルを発生させないための機器であり、安全キャビネット内での使用が前提です。それと、個人防護具の着用も必要です。注意しましょう。

point ⑪　CSTD に関して理解する

point ⑫　CSTD を適切に取扱うことができる

（11）曝露対策⑦―後片付け―

指導　皆さんも研究や実験で、安全キャビネットやクリーンベンチを使用することがあると思いますが、後片付けはどのように行っていますか？

学生③　消毒用エタノールで清拭しています。

指導　そうですね。消毒用エタノールを使用している場合が多いと思います。しかし、抗がん薬調製後は、いきなりアルコール類を使用してはいけません。その理由は何でしょうか？

学生①～③　…？

指導　アルコールが揮発性だからです。抗がん薬調製後の機器をいきなりアルコールで清拭すると、抗がん薬がエアロゾル化して吸入曝露の原因になります。抗がん薬調製後の機器については、必ず十分量の精製水等で水拭きするようにしてください。

終了後は、先ほどの手順（「(6) 曝露対策②―個人防護具―」）で個人防護具を廃棄しましょう。

（12）曝露対策⑧―汚染時の対処法―

指導　万が一、抗がん薬に曝露してしまった時の対処法を知っておきましょう。

皮膚や手指に付着した際には、ただちに流水で洗い流し、さらに石けんで洗います。大量に付着した場合は皮膚科を受診します。

目に入った時は、ただちに流水あるいは生理食塩液で十分に洗い流します。少なくとも15 分間は濯いでください。大量に入った場合は眼科を受診します。

抗がん薬の入った注射針を刺してしまった時は、流水下で血液を絞り出します。局所（針刺しした箇所）に薬液が入ったか否かを確認し、入っていなければ局所を消毒します。薬液が入ったと疑われる場合には、適切な応急処置を行った後、皮膚科を受診します。

抗がん薬には壊死性を有するものがあります。針刺しによって壊死性の抗がん薬が局所に入った場合、発赤→腫脹→水膨れを経て、壊死や潰瘍を生じますから、絶対に放置してはいけません。

万が一注射針を刺してしまった時は、慌てずにすぐに周りのスタッフへ伝え、適切な対応をしましょう。

学生①～③　はい。

point ⑬　抗がん薬汚染時の対処法を説明できる

参考文献

・日本がん看護学会、日本臨床腫瘍学会、日本臨床腫瘍薬学会　編：「がん薬物療法における曝露対策合同ガイドライン 2015 年版」、金原出版、2015.

・日本がん看護学会、日本臨床腫瘍学会、日本臨床腫瘍薬学会　編：「がん薬物療法における職業性曝露対策ガイドライン 2019 年版」、金原出版、2019.

・日本病院薬剤師会　監修、遠藤一司　他　編著：「抗悪性腫瘍剤の院内取扱い指針　抗がん薬調製マニュアル第 4版」、じほう、2019.

資料編

薬剤師として求められる基本的な資質

薬学教育モデル・コアカリキュラム　平成 25 年度改訂版（平成 25 年 12 月 25 日）より

　豊かな人間性と医療人としての高い使命感を有し、生命の尊さを深く認識し、生涯にわたって薬の専門家としての責任を持ち、人の命と健康な生活を守ることを通して社会に貢献する。
　6 年卒業時に必要とされている資質は以下のとおりである。

（薬剤師としての心構え）
　医療の担い手として、豊かな人間性と、生命の尊厳についての深い認識をもち、薬剤師の義務及び法令を遵守するとともに、人の命と健康な生活を守る使命感、責任感及び倫理観を有する。

（患者・生活者本位の視点）
　患者の人権を尊重し、患者及びその家族の秘密を守り、常に患者・生活者の立場に立って、これらの人々の安全と利益を最優先する。

（コミュニケーション能力）
　患者・生活者、他職種から情報を適切に収集し、これらの人々に有益な情報を提供するためのコミュニケーション能力を有する。

（チーム医療への参画）
　医療機関や地域における医療チームに積極的に参画し、相互の尊重のもとに薬剤師に求められる行動を適切にとる。

（基礎的な科学力）
　生体及び環境に対する医薬品・化学物質等の影響を理解するために必要な科学に関する基本的知識・技能・態度を有する。

（薬物療法における実践的能力）
　薬物療法を主体的に計画、実施、評価し、安全で有効な医薬品の使用を推進するために、医薬品を供給し、調剤、服薬指導、処方設計の提案等の薬学的管理を実践する能力を有する。

（地域の保健・医療における実践的能力）
　地域の保健、医療、福祉、介護及び行政等に参画・連携して、地域における人々の健康増進、公衆衛生の向上に貢献する能力を有する。

（研究能力）
　薬学・医療の進歩と改善に資するために、研究を遂行する意欲と問題発見・解決能力を有する。

（自己研鑽）

　薬学・医療の進歩に対応するために、医療と医薬品を巡る社会的動向を把握し、生涯にわたり自己研鑽を続ける意欲と態度を有する。

（教育能力）

　次世代を担う人材を育成する意欲と態度を有する。

実務実習評価の観点

病院実務実習評価原案（H30 日本病院薬剤師会版）

F　薬学臨床

GIO　患者・生活者本位の視点に立ち、薬剤師として病院や薬局などの臨床現場で活躍するために、薬物療法の実践

※ F 薬学臨床における代表的な疾患は、がん、高血圧症、糖尿病、心疾患、脳血管障害、精神神経疾患、免疫・ア
　関わること。

（1）薬学臨床の基礎

GIO 医療の担い手として求められる活動を適切な態度で実践するために、薬剤師の活躍する臨床現場で必要な心構

【①早期臨床体験】　※原則として 2 年次修了までに学習する事項

			大学	薬局	病院	大学	薬局	病院	
SBOs885	1	患者・生活者の視点に立って、様々な薬剤師の業務を見聞し、その体験から薬剤師業務の重要性について討議する。（知識・態度）	◎	○	○	・早期臨床体験として、調剤見学ではなく、病棟業務、チーム医療、在宅業務などへの同行や見学など、臨床における薬剤師の活躍現場を見学する。見学後に薬剤師の存在意義、重要性について討議する。	・2 年次までに薬局業務と薬局薬剤師の役割、貢献について見学等を通して理解する。病院業務と病院薬剤師の役割、貢献について見学等を通して理解する。地域の保健・福祉、さらにそれらと医療との連携について見学等を通して理解する。		
SBOs886	2	地域の保健・福祉を見聞した具体的体験に基づきその重要性や課題を討議する。（知識・態度）	◎	○	○	・病院、保健・福祉施設などでのボランティア活動等を行い、その体験を通じて考えた医療の課題について討議する。			
SBOs887	3	一次救命処置（心肺蘇生、外傷対応等）を説明し、シミュレータを用いて実施できる。（知識・技能）	◎			・シミュレータを用いて、各自が一次救命処置及び AED による蘇生を体験する。（実務実習に行く前にも、再度、一次救命処置及び AED による蘇生が実践できるか確認する。）			

編註
※レイアウト、Q&A の番号等について、一部改変した箇所があります。

と、チーム医療・地域保健医療への参画に必要な基本的事項を修得する。
レルギー疾患、感染症とする。病院・薬局の実務実習においては、これら疾患を持つ患者の薬物治療に継続的に広く

えと薬学的管理の基本的な流れを把握する。

【②臨床における心構え】〔A（1）、（2）参照〕

			大学	薬局	病院	大学	薬局	病院
SBOs888	1	前）医療の担い手が守るべき倫理規範や法令について討議する。（態度）	◎			・患者及び医療従事者の倫理問題を含む事例を題材に、どのような行動をとるべきか、薬剤師の果たすべき責任について議論し、要点を整理する。		
SBOs889	2	前）患者・生活者中心の医療の視点から患者・生活者の個人情報や自己決定権に配慮すべき個々の対応ができる。（態度）	◎					
SBOs890	3	前）患者・生活者の健康の回復と維持、生活の質の向上に薬剤師が積極的に貢献することの重要性を討議する。（態度）	◎			・患者・生活者の生活習慣の悪い事例を題材に、健康の回復と維持、生活の質の向上に、薬剤師がどのように関わることができるかを議論し、要点を整理する。		
SBOs891	4	医療の担い手が守るべき倫理規範を遵守し、ふさわしい態度で行動する。（態度）		◎	◎		・病院、薬局実習を通して患者、来局者、施設スタッフ、地域関係者等と関わり、医療人としての倫理観をもって相応しい態度でそれぞれの立場に対応・配慮して行動する。（指導者は実習生の成長に応じ、随時形成的評価を行い、フィードバックを行うこと。）	
SBOs892	5	患者・生活者の基本的権利、自己決定権について配慮する。（態度）		◎	◎			
SBOs893	6	薬学的管理を実施する際に、インフォームド・コンセントを得ることができる。（態度）		◎	◎			
SBOs894	7	職務上知り得た情報について守秘義務を遵守する。（態度）		◎	◎			

（1）【②臨床における心構え】に関する質問

【Q1】2段階目「人権の尊重」という内容をどう評価したらよいかわかりません。

【Q2】2段階目「人命の尊厳を意識し、人権を尊重する」の部分は薬剤師向けにかみ砕いた表現にして欲しい。

【A1、2】この評価は概略評価ですので、詳細を表現することはできません。「人権の尊重」について個別のことですが医療という側面では、例えば以下のようにお考えください。

　・患者の尊厳を冒涜するような発言を、学生は無意識にしてしまう。

　・自分の都合で、患者の訴えへの対応を後回しにしてしまう。

　・患者の名前を呼ばず、「おじいちゃん、おばあちゃん」などと呼びかけてしまう。

　・「親しみ」の意味を勘違いして、患者にいわゆる「タメ口」で話しかけてしまう。

　このような場合、学生には不適切であることをきちんと指摘し改善を促してください。改善が見られればよいでしょう。

観点	アウトカム	4	3	2	1
		—			
生命の尊厳と薬剤師の社会的使命及び社会的責任	生命の尊厳と薬剤師の社会的使命を自覚し、倫理的行動をする。医療関係法規を遵守して、薬剤師としての責任を自覚する。	患者・生活者に寄り添い、患者・生活者の安全を最優先し、利益を尊重して行動する。医療の中で薬剤師に求められる責任を自覚し、自らを律して行動する。さらなる患者ケアの向上に向けた自己啓発を行う。	患者・生活者の視点に立つ。日常の学びを振り返り記録し、省察する。	生命の尊厳を意識し、他者の人権を尊重する。薬剤師としての義務及び法令を遵守する。患者・生活者のプライバシーを保護する。	薬剤師としての義務及び個人情報保護に関して留意している。

			大学	薬局	病院	大学	薬局	病院
SBOs895	1	前）病院・薬局における薬剤師業務全体の流れを概説できる。	◎			・病院に患者が入院してきたと想定し、退院までの患者の動きと薬剤師業務の関連を図示し、説明する。 ・病院と薬局の連携の必要性、可能性について、議論し、要点を整理する。 ・薬局に患者が処方せんをもって来局したと想定し、退局までの患者の動きと薬剤師業務の関連を図示し、説明する。 ・薬局に生活者が一般用医薬品を求めて来局したと想定し、退局までの生活者の動きと薬剤師業務の関連を図示し、説明する。		
SBOs896	2	前）病院・薬局で薬剤師が実践する薬学的管理の重要性について説明できる。	◎			・病院・薬局で実践する薬学的管理の意義を具体的な例を挙げて説明する。 ・病院では、病棟に常駐する薬剤師の意義を具体的な例を挙げて説明する。		
SBOs897	3	前）病院薬剤部門を構成する各セクションの業務を列挙し、その内容と関連を概説できる。	◎			・薬剤部門の構成セクションを列挙し、その業務内容と、それぞれの関連を議論し、要点を整理する。 ・病院の各部門と職種を列挙し、薬剤師業務との関連を議論し、要点を整理する。 ・上記で題材とした患者事例を基に、入院から退院までの各部門の業務とその業務に関係する社会保障制度との関連を議論し、要点を整理する。		
SBOs898	4	前）病院に所属する医療スタッフの職種名を列挙し、その業務内容を相互に関連づけて説明できる。	◎					
SBOs899	5	前）薬剤師の関わる社会保障制度（医療、福祉、介護）の概略を説明できる。〔B（3）①参照〕	◎					
SBOs900	6	病院における薬剤部門の位置づけと業務の流れについて他部門と関連付けて説明できる。			◎			・病院の診療システムおよび他部署の業務を理解し、薬剤師業務との関連を実習期間を通して考察する。
SBOs901	7	代表的な疾患の入院治療における適切な薬学的管理について説明できる。			◎			・病棟実習の導入として、「代表的な疾患」の標準治療と基本的な薬学的管理を理解する（各領域につき担当薬剤師による概略把握と病棟見学を行う）。
SBOs902	8	入院から退院に至るまで入院患者の医療に継続して関わることができる。（態度）			◎			・病棟実習の期間に、「代表的な疾患」の患者について入院から退院まで継続して関わる。（入退院センター等院内施設が関与する場合は、特に病棟だけにこだわる必要はない。）
SBOs903	9	急性期医療（救急医療・集中治療・外傷治療等）や周術期医療における適切な薬学的管理について説明できる。			◎			・急性期医療及び周術期医療、周産期、小児、終末期医療、緩和ケア、外来化学療法の実際を体験する。 （実習の全体像や意義を把握するため、実習生が実際の医療現場で説明を受けて随時学習する。指導者はそれを確認し適切なアドバイスを与える。）
SBOs904	10	周産期医療や小児医療における適切な薬学的管理について説明できる。			◎			
SBOs905	11	終末期医療や緩和ケアにおける適切な薬学的管理について説明できる。		○	◎		・在宅医療、地域包括ケアの中での終末期医療や緩和ケアの薬学的管理について確認する。	
SBOs906	12	外来化学療法における適切な薬学的管理について説明できる。		△	◎		・院外処方で実施される外来化学療法での薬学的管理について確認する。	
SBOs907	13	保険評価要件を薬剤師業務と関連付けて概説することができる。		◎	◎		・保険薬局施設で適用される医療保険の要件、薬局薬剤師の保険要件を実習施設で確認する。 ・保険請求などの業務の実際を確認する。	・病院薬剤業務のうち、保険算定要件との関係について確認する。
SBOs908	14	薬局における薬剤師業務の流れを相互に関連付けて説明できる。		◎			・薬局における医療提供システムおよび来局者への健康相談、販売等の薬剤師業務を理解し、その関連を実習期間を通して考察する。	
SBOs909	15	来局者の調剤に対して、処方せんの受付から薬剤の交付に至るまで継続して関わることができる。（知識・態度）		◎			・「代表的な疾患」患者の調剤において、処方せんの受付から調剤薬交付までを継続して体験する。	

(1)、(2)、及び (3) の領域の評価に含まれる。

（2）処方せんに基づく調剤、（3）薬物療法の実践のアウトカム
：診断に基づいた薬物療法を患者に対して個別最適化を行い実施する。患者に薬剤を交付した後も、

（2）処方せんに基づく調剤

GIO 処方せんに基づいた調剤業務を安全で適正に遂行するために、医薬品の供給と管理を含む基本的調剤業務を修

【①法令・規則等の理解と遵守】〔B（2）、（3）参照〕

			大学	薬局	病院	大学	薬局	病院
SBOs910	1	前）調剤業務に関わる事項（処方せん、調剤録、疑義照会等）の意義や取り扱いを法的根拠に基づいて説明できる。	◎			〈SBOs916-919,925-932 と同時に実施する。SBO888, 889 もふまえる。〉		
SBOs911	2	調剤業務に関わる法的文書（処方せん、調剤録等）の適切な記載と保存・管理ができる。（知識・技能）		◎	○		・薬局内の実際の書類や掲示等から薬事関連法規に規定された法的文書等を確認し、その記載、保存、管理を実施する。 ・薬事関連法規を意識して調剤業務全般を体験する。	・実習施設での調剤業務の中で薬事関連法規に規定された法的文書等の取り扱いを体験する。 ・薬事関連法規を意識して調剤業務全般を体験する。
SBOs912	3	法的根拠に基づき、一連の調剤業務を適正に実施する。（技能・態度）		◎	○			
SBOs913	4	保険薬局として必要な条件や設備等を具体的に関連付けて説明できる。		◎			・保険薬局の業務、施設、設備等と薬事関連法規との関連性の実際を理解する。	

その後の経過の観察や結果の確認を行い、薬物療法の評価と問題を把握し、患者の薬物療法の質の向上に貢献する。	

得する。

―
(1) の領域の評価に含まれる
(2)、(3) の領域の評価に含まれる

【②処方せんと疑義照会】								
			大学	薬局	病院	大学	薬局	病院
SBOs914	1	前）代表的な疾患に使用される医薬品について効能・効果、用法・用量、警告・禁忌、副作用、相互作用を列挙できる。	◎			・これまでの学習で修得した知識が実務実習で具体的な活用が可能か確認する。「代表的な疾患」全てについて症例等を利用して臨床現場での考え方をシミュレートする。		
SBOs915	2	前）処方オーダリングシステムおよび電子カルテについて概説できる。	◎			・処方オーダリングシステム及び電子カルテのメリット、デメリットを挙げ、説明する。		
SBOs916	3	前）処方せんの様式と必要記載事項、記載方法について説明できる。	◎			・「代表的疾患」の模擬処方せんに基づき、処方せんの監査を実施する。		
SBOs917	4	前）処方せんの監査の意義、その必要性と注意点について説明できる。	◎			・処方せん監査の法的根拠を説明し、薬剤師の「責任」について具体的に説明する。		
SBOs918	5	前）処方せんを監査し、不適切な処方せんについて、その理由が説明できる。	◎			・上記処方せんの監査から、疑義照会事例について、疑義照会を実施する。		
SBOs919	6	前）処方せん等に基づき疑義照会ができる。（技能・態度）	◎			・疑義照会の法的根拠を説明し、薬剤師の「責任」について具体的に説明する。		
SBOs920	7	処方せんの記載事項（医薬品名、分量、用法・用量等）が適切であるか確認できる。（知識・技能）		◎	◎		・実際の来局者処方せんを教材にして各記載事項の意義を確認しながら、処方せん監査を実施し、その妥当性を判断する。	・調剤（注射剤を含む）業務の中で、処方せんを監査し、その妥当性を判断する。
SBOs921	8	注射薬処方せんの記載事項（医薬品名、分量、投与速度、投与ルート等）が適切であるか確認できる。（知識・技能）		△	◎			
SBOs922	9	処方せんの正しい記載方法を例示できる。（技能）		◎	◎			
SBOs923	10	薬歴、診療録、患者の状態から処方が妥当であるか判断できる。（知識・技能）		◎	◎		・調剤業務の中で、薬歴やお薬手帳、患者への問診などから判断して、適切でないと思われる処方について疑義照会を体験する。	・調剤業務の中で、診療録（カルテ等）、患者への問診等から判断して、適切でないと思われる処方について疑義照会を体験する。
SBOs924	11	薬歴、診療録、患者の状態して判断して適切に疑義照会ができる。（技能・態度）		◎	◎			

（2）【②処方せんと疑義照会】に関する質問

【Q1】電子カルテなので処方箋の形式上の不備はなく、1を達成できません。

【A1】電子カルテ等を用いて入出力される処方箋は形式上の不備は生じないように設計されていることと思います。学生は本物の処方箋をみて、実際に記載事項に不備がないことを確認できれば十分かと思います。不備がないことを前提に触れないのではなく、処方箋の形式について学生に意識させることが大切と考えます。

【Q2】患者情報が処方箋に記載されたものでなく、服薬指導によって入手した情報をもとに行うとすると、3は病棟実習を実施しなければ達成できないということでしょうか？

【A2】患者情報の入手手段は服薬指導を介するものとは限りません。電子カルテやお薬手帳、病棟の看護師に電話で尋ねるなど様々な方法をすべて含むと考えてください。

【Q3】処方監査と疑義照会の2つの内容が入っていて評価しづらいです。

【A3】実習の際には、処方監査に重点を置き疑義照会はさせない日があったり、疑義照会すべきものをピックアップしたりと様々な工夫をされているかと思いますが、この概略評価では処方監査と疑義照会は一連のものとしてお考えください。

観点	アウトカム	4	3	2	1	解説
				—		
処方監査と疑義照会	処方監査と疑義照会を実践する。 処方監査：患者情報と医薬品情報に基づき、処方の妥当性、適切性を判断する。 疑義照会：必要に応じて、疑義照会の必要性を判断し、適切なコミュニケーションのもと実施し、記録し、次に活かす。最終的には、医師の処方行動に変容をもたらす。	明らかな疑義が無くても患者情報などを判断し、より良い処方を提案する。	患者情報や医薬品の情報を考慮して疑義照会を適切に行い、代替案を提示する。	医薬品の基本的な情報に基づき、処方に対する疑義の有無を判断する。 ※患者情報は、④患者・来局者応対、服薬指導、患者教育、及び(3)薬物療法の実践①患者情報の把握に基づく ※医薬品情報とは、薬物療法の実践②医薬品情報の収集と活用に基づく	処方箋の形式上の不備が無いか確認し、処方箋に従って調剤する。	全体：処方監査は調剤室で行うことに限らず、病棟等で行うことも含む。 レベル4：薬剤師が病棟で活動する事により、処方監査は病棟でも行われるようになった。その際、薬剤師の気づきにより、患者の状態に合わせた一包化や剤形変更等、患者個別のニーズに合わせた調剤が実現している。従って、ここでの評価レベル4は、病棟実習を経験した後でないと到達できない内容としている。

【③処方せんに基づく医薬品の調製】

			大学	薬局	病院	大学	薬局	病院	
SBOs925	1	前）薬袋、薬札（ラベル）に記載すべき事項を適切に記入できる。（技能）	◎			・「代表的疾患」に使用される医薬品の主な商標名、剤形、規格などを列挙する。 ・監査を行った模擬処方せんに基づき、薬袋、薬札を作成する。 ・薬袋、薬札作成の法的根拠を説明する。 ・監査を行った模擬処方せんに基づき、調剤する（計数・計量調剤、注射剤、散剤、水剤、外用剤など）。 ・上記処方せんの調剤監査を実施する。 ・調剤監査の法的根拠を説明する。 ・模擬処方せんに基づき、後発医薬品への変更をシミュレートする。 ・配合変化の含まれる模擬処方せんを用意し、調剤監査を実施し、その理由を説明する。 ・注射処方せんに基づき、無菌操作を実施する。 ・抗がん剤の注射処方せんに基づき、ケミカルハザード回避において重要な基本的手技を実施する。 ・ケミカルハザード回避のための基本的手技のポイントを説明する。			
SBOs926	2	前）主な医薬品の成分（一般名）、商標名、剤形、規格等を列挙できる。	◎						
SBOs927	3	前）処方せんに従って、計数・計量調剤ができる。（技能）	◎						
SBOs928	4	前）後発医薬品選択の手順を説明できる。	◎						
SBOs929	5	前）代表的な注射剤・散剤・水剤等の配合変化のある組合せとその理由を説明できる。	◎						
SBOs930	6	前）無菌操作の原理を説明し、基本的な無菌操作を実施できる。（知識・技能）	◎						
SBOs931	7	前）抗悪性腫瘍薬などの取扱いにおけるケミカルハザード回避の基本的手技を実施できる。（技能）	◎						
SBOs932	8	前）処方せんに基づき調剤された薬剤の監査ができる。（知識・技能）	◎						

観点	アウトカム	4	3	2	1

			大学	薬局	病院	大学	薬局	病院
SBOs933	9	主な医薬品の一般名・剤形・規格から該当する製品を選択できる。(技能)		◎	○		・実際の処方せん調剤業務を行いながら以下の事を体験する。 ○処方せんの記載から正しく医薬品、後発品の選択を体験する。	
SBOs934	10	適切な手順で後発医薬品を選択できる。(知識・技能)		◎	○		○実際の計数・計量調剤業務を体験する。 (散剤、水剤、軟膏、一包化、錠剤等の粉砕、適切な賦形等調剤業務をその業務の理由を考えながら学習する。) ○特別な注意を要する医薬品の調剤と適切な取り扱いを体験する。 ○調製を終えた薬剤の監査を体験する。	
SBOs935	11	処方せんに従って計数・計量調剤ができる。(技能)		◎	○			
SBOs936	12	錠剤の粉砕、およびカプセル剤の開封の可否を判断し、実施できる。(知識・技能)		◎	○			
SBOs937	13	一回量（一包化）調剤の必要性を判断し、実施できる。(知識・技能)		◎	○			
SBOs938	14	注射処方せんに従って注射薬調剤ができる。(技能)		△	◎		・薬局で取り扱う注射剤の調剤を体験する。	・注射処方せんに従って処方監査から調製までを体験する。
SBOs939	15	注射剤・散剤・水剤等の配合変化に関して実施されている回避方法を列挙できる。		○	◎		・施設で処方される医薬品に関し、配合変化を確認しながらその機序と回避方法を理解する。	
SBOs940	16	注射剤（高カロリー輸液等）の無菌的混合操作を実施できる。(技能)		△	◎		・在宅医療での薬局での注射剤調剤を体験する。	・注射剤調剤の中で無菌的混合操作を体験する
SBOs941	17	抗悪性腫瘍薬などの取扱いにおけるケミカルハザード回避の手技を実施できる。(知識・技能)			◎			・がん化学療法のレジメンチェックと抗がん剤調製を体験する。 ・注射剤調剤、抗悪性腫瘍薬取り扱いの中でケミカルハザードの回避操作を体験する。
SBOs942	18	特別な注意を要する医薬品（劇薬・毒薬・麻薬・向精神薬・抗悪性腫瘍薬等）の調剤と適切な取扱いができる。(知識・技能)		◎	◎		・調剤において特別な注意を要する医薬品を確認し、その適切な取り扱いを体験する。	
SBOs943	19	調製された薬剤に対して、監査が実施できる。(知識・技能)		◎	◎		・調剤業務の中で調製された薬剤の監査を体験する。	

(2)【③処方せんに基づく医薬品の調製】に関する質問

【Q1】評価1と2は内服薬の調剤に偏っていて、注射剤調剤の評価が難しいです。

【A1】1では、注射剤も含めて計数と計量調剤をすることが求められます。また、2では「工夫を必要とする調剤」の実施を求めております。注射剤を調製する上での工夫について例示を追加しました。更に、内服薬の抗悪性腫瘍薬を調剤する際にも3で示しましたケミカルハザード回避が必要になりますことを申し添えます。

【Q2】無菌的混合操作は、計数計量調剤を実践するものは別の内容だが、無菌的混合操作を実践すれば3になってしまうことに違和感があります。

【Q3】ルーブリックが段階的になっていないと感じます。

【A2、3】1から3へ順に、薬剤師業務としての難度が上がる設定にしており、必ずしも段階的ではありません。一時的に1と3の内容を満たし2の内容が未実施となってしまうのは、各施設の実習スケジュールの都合で仕方ないことと思います。あまり短い期間で捉えるのではなく、実習全体として評価をお願いします。

【Q4】4の特別な注意を要する医薬品のイメージが湧きません。

【A4】該当するSBOはF（2）③18ですので、そちらをご参照ください。

観点	アウトカム	4	3	2	1
処方せんに基づく医薬品の調製	監査結果に基づき適正な医薬品調製を実践する。	監査・調剤において、特別な注意を要する医薬品を確認し、その適切な取り扱いを行う。調剤業務の中で調製された薬剤の監査を行い、間違いがあれば指摘する。	無菌調製やケミカルハザードの回避操作を適切に実施する。	一包化、錠剤等の粉砕、適切な賦形、配合変化の回避、安定性の確保等、工夫を必要とする調剤について、適切に実施する。	計数・計量調剤（散剤、水剤、軟膏、注射剤など）を正確に行う。

【④患者・来局者応対、服薬指導、患者教育】

			大学	薬局	病院	大学	薬局	病院
SBOs944	1	前）適切な態度で、患者・来局者と応対できる。（態度）	◎			・模擬患者との対応を通して、以下の事を学習する。 ○薬物療法を評価、考慮するために必要な患者情報の聞き取りを行う。 ○薬物療法を有効に、安全に実施するための情報提供を行う。 ○薬物療法以外の生活指導項目の情報提供を行う。 ○薬物療法を有効に、安全に使用するための製剤やデバイスの取扱に関する指導を行う。 ○情報を基に評価した内容、提供した情報を模擬診療録に適切に記録する。 ・妊婦・授乳婦、小児、高齢者を想定した対応のロールプレイを行う。		
SBOs945	2	前）妊婦・授乳婦、小児、高齢者などへの応対や服薬指導において、配慮すべき事項を具体的に列挙できる。	◎					
SBOs946	3	前）患者・来局者から、必要な情報（症状、心理状態、既往歴、生活習慣、アレルギー歴、薬歴、副作用歴等）を適切な手順で聞き取ることができる。（知識・態度）	◎					
SBOs947	4	前）患者・来局者に、主な医薬品の効能・効果、用法・用量、警告・禁忌、副作用、相互作用、保管方法等について適切に説明できる。（技能・態度）	◎					
SBOs948	5	前）代表的な疾患において注意すべき生活指導項目を列挙できる。	◎					
SBOs949	6	前）患者・来局者に使用上の説明が必要な製剤（眼軟膏、坐剤、吸入剤、自己注射剤等）の取扱い方法を説明できる。（技能・態度）	◎					
SBOs950	7	前）薬歴・診療録の基本的な記載事項とその意義・重要性について説明できる。	◎					
SBOs951	8	前）代表的な疾患の症例についての患者応対の内容を適切に記録できる。（技能）	◎					
SBOs952	9	患者・来局者に合わせて適切な応対ができる。（態度）		◎	◎		・薬局では処方せん調剤の患者、来局者対応を初回面談から服薬指導、それらの記録までを実際の患者・来局者で継続的に体験する。 ・病院では病棟等で、入院・外来患者を対象とした継続的な服薬指導とそれらの記録を体験する。 （指導薬剤師監督の下、医療者として相応しい態度で患者情報を収集し、得られた情報を活かした患者対応、指導、情報提供とその記録を行う。） （「代表的な疾患」を病院、薬局を通して全て体験すること。実習開始から早い段階で行い、毎日レベルアップしながら継続して学習する。）	
SBOs953	10	患者・来局者から、必要な情報（症状、心理状態、既往歴、生活習慣、アレルギー歴、薬歴、副作用歴等）を適切な手順で聞き取ることができる。（知識・態度）		◎	◎			
SBOs954	11	医師の治療方針を理解した上で、患者への適切な服薬指導を実施する。（知識・態度）		◎	◎			
SBOs955	12	患者・来局者の病状や背景に配慮し、医薬品を安全かつ有効に使用するための服薬指導や患者教育ができる。（知識・態度）		◎	◎			
SBOs956	13	妊婦・授乳婦、小児、高齢者等特別な配慮が必要な患者への服薬指導において、適切な応対ができる。（知識・態度）		◎	◎			
SBOs957	14	お薬手帳、健康手帳、患者向け説明書等を使用した服薬指導ができる。（態度）		◎	◎			
SBOs958	15	収集した患者情報を薬歴や診療録に適切に記録することができる。（知識・技能）		◎	◎			

（2）【④患者・来局者応対、服薬指導、患者教育】に関する質問

【Q1】入院患者の情報収集と捉えると評価しやすいですが、（3）①「患者情報の把握」との違いがわかりません。

【Q2】（3）③④「処方設計と薬物療法の実践」と内容が重複していると思います。

【A1、2】例えば、（3）③で患者の薬物治療上の問題点を評価するためには、患者から情報を収集することも必要です。（2）④では3段階目に到達しないと、（3）③の2段階目に到達することができません。異なるルーブリック間では、同じ段階になるとは限りません。それぞれ重複ではなく、有機的につながっているとご理解ください。

観点	アウトカム	4	3	2	1	解説
				—		
患者・来局者応対、情報提供・教育	患者からの情報収集、患者への情報提供及び患者教育を実践する。	患者の問題点を見出し、解決するための服薬指導や教育を行う。	患者の理解度や状態を含めた情報を収集・評価し、適切な服薬指導を行う。指導記録を作成する。	患者から薬物治療に係る基本的な情報（症状、既往歴、アレルギー歴、薬歴、副作用歴、生活状況等）を正確に収集し、記録する。処方された医薬品について用法用量、薬効、副作用、使用上の注意事項などの基本的な情報を提供し、記録する。	患者から薬物治療に係る基本的な情報（症状、既往歴、アレルギー歴、薬歴、副作用歴、生活状況等）を収集する。処方された医薬品について用法用量、薬効、副作用、使用上の注意事項などの基本的な情報を提供する。	全体：患者に対する対応は、投薬窓口に限らず、病棟、外来等での業務全てを含む。レベル3：ここに示す患者とは、高齢者、妊婦・授乳婦、小児、障害を持った方等様々な条件を持つ患者も含み、その病態や状況に適切に対応できる事を示す。

【Q3】1と2では情報を提供する相手が、患者なのか医療従事者なのかはっきりしません。

【A3】観点やアウトカムに示されておりますが、患者に対して行うものとご理解ください。

【Q4】情報の収集と情報の提供の2つの要素が同じ項目に含まれています。収集はできるけれども、提供はできない場合には評価がむずかしい。

【A4】患者の応対をする際には、情報の収集と提供は一連の流れとなります。チェックポイントとしてのSBOでは情報の収集と提供は別の項目になっていますので、実習生の成長の過程では起こり得る状況ですが、それでは患者応対が完結しておらず評価されないと考えてください。

【⑤医薬品の供給と管理】								
			大学	薬局	病院	大学	薬局	病院
SBOs959	1	前）医薬品管理の意義と必要性について説明できる。	◎			・劇薬、毒薬、麻薬、抗精神病薬、覚醒剤原料、特定生物由来製品、放射性医薬品、院内製剤、薬局製剤、漢方製剤の具体的な商品などの実物もしくは写真を基に、管理の流れと法規制、保存条件などの品質管理上の問題点を議論し、要点を整理する。		
SBOs960	2	前）医薬品管理の流れを概説できる。	◎					
SBOs961	3	前）劇薬、毒薬、麻薬、向精神薬および覚せい剤原料等の管理と取り扱いについて説明できる。	◎					
SBOs962	4	前）特定生物由来製品の管理と取り扱いについて説明できる。	◎					
SBOs963	5	前）代表的な放射性医薬品の種類と用途、保管管理方法を説明できる。	◎					
SBOs964	6	前）院内製剤の意義、調製上の手続き、品質管理などについて説明できる。	◎					
SBOs965	7	前）薬局製剤・漢方製剤について概説できる。	◎					
SBOs966	8	前）医薬品の品質に影響を与える因子と保存条件を説明できる。	◎					
SBOs967	9	医薬品の供給・保管・廃棄について適切に実施できる。（知識・技能）		◎	◎		・薬局で取り扱う医薬品を把握し、発注や補充、棚卸等の業務の中で適切な在庫管理を体験する。	・施設内のルールに沿って、適切な医薬品管理業務を行う（単独ではなく、他の調剤、病棟業務の一環も含む。）
SBOs968	10	医薬品の適切な在庫管理を実施する。（知識・技能）		◎	◎			
SBOs969	11	医薬品の適正な採用と採用中止の流れについて説明できる。		○	◎			
SBOs970	12	劇薬・毒薬・麻薬・向精神薬および覚醒剤原料の適切な管理と取り扱いができる。（知識・技能）		◎	◎		・劇薬・毒薬・麻薬・向精神薬および覚醒剤原料の管理や補充、伝票・帳簿処理等を体験する。〈SBO942と連携〉	
SBOs971	13	特定生物由来製品の適切な管理と取り扱いを体験する。（知識・技能）			◎			・特定生物由来製品の適切な取り扱いを体験する。

（2）【⑤医薬品の供給と管理】に関する質問

【Q1】1と3は実施したが、2は未実施という状態になりました。

【A1】冷所保管や遮光保存、防湿などは日々の調剤業務の際にも実施しますし、調剤棚や病棟へ補充する際には、いつも気にしているかと思います。また、有効期限の長いものを棚の奥に置いたり、期限切れが差し迫っている医薬品を工夫して捌いたりしているかと思います。そういった、在庫管理上の工夫を示されながら、学生に実習させてはいかがでしょうか。

【Q2】3の放射性医薬品は当院では取り扱っておらず、3の評価を付けられません。

【A2】3で法的規制のある医薬品を管理することを求めていますが、括弧内に例示したもの全ての実践を求めているものではありません。各医療機関で取扱いのあるものを、学生に経験させてください。

【Q3】3は継続的な実施が必要で、実習で行うのは困難です。【Q4】在庫管理は短期間の実習中には実施できません。【Q5】在庫管理については講義しか行えません。【Q6】当院では在庫管理を外注しており実施できません。【Q7】医薬品の供給業務のスタイルが当院のものと合っておらず、評価がしづらい。

【A3、4、5、6、7】各施設によって運用は様々かと思います。病院に医薬品が納入されてから患者に投与されるまでのすべての局面で医薬品の管理はされますので、医療機関の医薬品の管理責任や実際に管理している業務について、薬剤師の立ち位置を示すことが大切です。薬剤師が関与する

観点	アウトカム	4	3	2	1	解説
			一			
医薬品の供給と管理	適正な医薬品の供給と管理を実践する。	採用および採用取り消し、季節性、曜日、使用頻度、不良在庫の回避、ロット管理等を考慮に入れた適切な医薬品の管理を行う。	法的に取扱い上の規制を受けている医薬品（劇薬・毒薬・麻薬・向精神薬および覚醒剤原料、特定生物由来製品、放射性医薬品、院内製剤、漢方製剤など）の管理（発注、供給、補充、保管、廃棄、記録など）を適切に実践する。	医薬品の保管条件や有効期限を考慮した供給管理をする。	調剤棚や病棟にある医薬品の不足分の補充を適切に行う。	医薬品管理は、業務の性質上学生が一人で行うことは難しいため、実習形態として、指導薬剤師が学生と一緒に実施することで体験型実習としてよい。

ことを見せたり、一緒に実施して学生に伝えてください。各施設の実習のスケジュールや組み立て方（方略）によって、1→2→3…とならない時期が一時的に生じるかもしれませんが、長い期間で捉えてください。

			大学	薬局	病院	大学	薬局	病院
SBOs972	1	前）処方から服薬（投薬）までの過程で誤りを生じやすい事例を列挙できる。	◎			・代表的なヒヤリ・ハットの事例を基に、事例分析を行い、その原因、リスク回避のための対処方法を議論する。 ・調剤実習において経験した調剤ミスを報告し、その原因と対策を議論し、発表する。		
SBOs973	2	前）特にリスクの高い代表的な医薬品（抗悪性腫瘍薬、糖尿病治療薬、使用制限のある薬等）の特徴と注意点を列挙できる。	◎					
SBOs974	3	前）代表的なインシデント（ヒヤリ・ハット）、アクシデント事例を解析し、その原因、リスクを回避するための具体策と発生後の適切な対処法を討議する。（知識・態度）	◎					
SBOs975	4	前）感染予防の基本的考え方とその方法が説明できる。	◎			・代表的な院内感染の事例を挙げ、その予防で使用する消毒薬を挙げて、実際に調製する。さらに代用的な消毒薬の使用濃度、調製時の注意点を議論し、要点を整理する。 ・ワクチン接種時にワクチン未接種による院内感染発症事例について、医療従事者の責任（自分と患者の身を守る）を議論し、要点を整理する。		
SBOs976	5	前）衛生的な手洗い、スタンダードプリコーションを実施できる。（技能）	◎					
SBOs977	6	前）代表的な消毒薬の用途、使用濃度および調製時の注意点を説明できる。	◎					
SBOs978	7	前）医薬品のリスクマネジメントプランを概説できる。	◎			・「代表的な疾患」に使用する具体的な医薬品の公表されているリスクマネジメントプランを用意し、薬剤師としての行動をイメージする。		
SBOs979	8	特にリスクの高い代表的な医薬品（抗悪性腫瘍薬、糖尿病治療薬、使用制限のある薬等）の安全管理を体験する。（知識・技能・態度）		◎	◎		・施設で実施されている医薬品および医薬品以外に関連した安全管理体制、手順書等を確認し、その仕組みを理解する。 ・実習期間を通して安全管理を意識して薬剤師業務を実践する。 ・実践のなかで体験したインシデント、アクシデントや蓄積されたインシデント、アクシデントなどをもとに、その対策について討議あるいは考察し、提案する。	
SBOs980	9	調剤ミスを防止するために工夫されている事項を具体的に説明できる。		◎	◎			
SBOs981	10	施設内のインシデント（ヒヤリ・ハット）、アクシデントの事例をもとに、リスクを回避するための具体策と発生後の適切な対処法を提案することができる。（知識・態度）		◎	◎			
SBOs982	11	施設内の安全管理指針を遵守する。（態度）		◎	◎			
SBOs983	12	施設内で衛生的な手洗い、スタンダードプリコーションを実施する。（技能）		○	◎		・施設内の感染源と対策を理解し、実習期間を通して実施する	・調剤やTDM、病棟業務の一環として感染対策を実施する。 ・実習中に体験した事例や蓄積された事例等をもとに、感染対策について考察、提案する。
SBOs984	13	臨床検体・感染性廃棄物を適切に取り扱うことができる。（技能・態度）			◎			
SBOs985	14	院内での感染対策（予防、蔓延防止など）について具体的な提案ができる。（知識・態度）			◎			

（2）【⑥安全管理】に関する質問　その1

【Q1】3の対策を実践するのは難しい。

【Q2】学生の提案は実現不可能なものが多く殆ど採用できなかった。

【A1、2】病院のルールや様々な事情が分からないと実現可能な提案は難しいと思います。学生からの提案に対して、なぜ実現できないのかお示ししていただいた上で、さらに考えを深めさせることが大切です。また、病院のシステムを変更することも対策の一つですが、学生自身の行為を見直

観点	アウトカム	4	3	2	1	解説
				—		
安全管理－医療安全	医療安全の取組みを理解し実践する。	自施設のインシデント、アクシデントなどを分析し、改善案を提案する。	自分の経験したミストの原因を議論し、対策を実践する。	自分の経験したミストを報告する。（口頭またはレポートによっておこなう。）	医薬品および医薬品以外に関連した安全管理体制、手順書等を確認し、その仕組みに沿って行動する。	レベル1：「手順書」は、「医薬品の安全使用のための業務手順書」に限らず、院内のマニュアル、内規など全般を指す。
安全管理－感染管理	感染対策を理解し実践する。	感染対策（予防、蔓延防止など）について、具体的な提案をする。	感染対策（予防、蔓延防止など）について、問題点を指摘する。	感染予防に配慮し、臨床検体・医療廃棄物を適切に取り扱う。	実習施設の感染管理の規定に沿って行動する。	レベル1：スタンダードプリコーションの意味は「感染症の有無にかかわらずすべての患者に適用する疾患非特異的な予防策（アメリカ疾病管理予防センター）」である。従って、自分が遵守することの他に、感染予防を広く行う事をさす。レベル1に求められる内容としては難しすぎるため、この項目からスタンダードプリコーションの言葉を削除した。

すことも重要な対策です。学生の行動変容を促すようなご指導をお願いします。

（2）【⑥安全管理】に関する質問　その2

【Q1】B型肝炎の予防接種を終えていない学生には、臨床検体の取り扱いを体験させられません。

【A1】この点につきましては、大学と事前に話し合いをしてください。

GIO　患者に安全・最適な薬物療法を提供するために、適切に患者情報を収集した上で、状態を正しく評価し、適切

【①患者情報の把握】

			大学	薬局	病院	大学	薬局	病院
SBOs986	1	前）基本的な医療用語、略語の意味を説明できる。	◎			・「代表的な疾患」の事例に基づき、患者情報の情報源から、薬物療法の評価に必要な情報を収集する。 ・上記の事例を組み込んだシミュレーターもしくはシミュレーション教材を利用し、身体所見の観察とフィジカルアセスメントを行う。 ・上記事例から得られた身体所見と患者情報源から得られた情報から、患者の現在の状況を評価する。		
SBOs987	2	前）患者および種々の情報源（診療録、薬歴・指導記録、看護記録、お薬手帳、持参薬等）から、薬物療法に必要な情報を収集できる。（技能・態度）〔E3（2）①参照〕	◎					
SBOs988	3	前）身体所見の観察・測定（フィジカルアセスメント）の目的と得られた所見の薬学的管理への活用について説明できる。	◎					
SBOs989	4	前）基本的な身体所見を観察・測定し、評価できる。（知識・技能）	◎					
SBOs990	5	基本的な医療用語、略語を適切に使用できる。（知識・態度）		△	◎		・施設内で汎用される医療用語や略語を確認・理解する。	
SBOs991	6	患者・来局者および種々の情報源（診療録、薬歴・指導記録、看護記録、お薬手帳、持参薬等）から、薬物療法に必要な情報を収集できる。（技能・態度）		◎	◎		・処方せん調剤、在宅医療、一般用医薬品販売などにおいて患者や来局者個々の情報を的確に収集・整理し、薬物療法全般に活かす体験をする。 ・問診や得られる検査値等から患者の状態を把握し適切な薬学的管理を考察する。 〈SB0952～958と連携〉	・調剤、医薬品管理、病棟業務などにおいて医療に必要な情報を的確に収集し、薬学的管理、薬物治療に活用する。 ・病棟業務の一環として、診療録や病棟カンファレンス等を通した医療スタッフとの情報共有から適切な患者情報の収集を体験する。 ・診療情報や患者の訴えを、副作用や薬効と関連づけて考察する。 〈SB0952～958と連携〉
SBOs992	7	患者の身体所見を薬学的管理に活かすことができる。（技能・態度）		○	◎			

（3）【①患者情報の把握】に関する質問

【Q1】（3）③④「処方設計と薬物療法の実践」と内容が重複しています。

【A1】（3）③のアウトカムの※にも「薬物療法の問題点の評価は、①患者情報の把握及び②医薬品情報の収集と活用に基づく」と示しておりますように、「患者情報の把握」ができることで、③④の「処方設計と薬物療法の実践」ができるようになります。他のルーブリックと内容がオーバーラップすることはあり、それぞれが連動して徐々にパフォーマンスが向上していくものとご理解ください。

な医薬品情報を基に、個々の患者に適した薬物療法を提案・実施・評価できる能力を修得する。

観点	アウトカム	4	3	2	1	解説
患者情報の把握	患者情報の各種媒体を適切に確認・把握し、必要に応じて患者アセスメントを実施し、薬物治療に活かす。	薬物治療の評価に必要な情報を判断し、収集・整理することで、患者の状況を適切に把握し、薬物治療に活かす。	患者応対、他の医療従事者及び各種媒体から患者情報を収集し、評価する。	患者応対及び患者情報の各種媒体（診療録、薬歴・指導記録、看護記録、検査値、お薬手帳など）から情報を収集する。 ※患者応対とは、(2)処方せんに基づく調剤　④患者・来局者応対、服薬指導、患者教育に基づく	患者情報の各種媒体（診療録、薬歴・指導記録、看護記録、検査値、お薬手帳など）から薬物治療に必要な情報源にアクセスする。	

			大学	薬局	病院	大学	薬局	病院
						【②医薬品情報の収集と活用】〔E3（1）参照〕		
SBOs993	1	前）薬物療法に必要な医薬品情報を収集・整理・加工できる。（知識・技能）	◎			・薬物療法に必要な医薬品情報を収集するための情報源と得られる医薬品情報の特徴を振り返るために、医薬品とその対象疾患を指定し、主な三次資料、二次資料、一次資料を入手し、それぞれの情報源の違いを振り返る。 ・学習した新医薬品について批判的な視点からの紹介文書を作成する。		
SBOs994	2	施設内において使用できる医薬品の情報源を把握し、利用することができる。（知識・技能）		◎	◎		・施設での医薬品関連情報の情報源と収集方法を理解し、実際の患者、来局者、施設スタッフに適切な医薬品情報を作成して提供する。 ・新薬や薬効別、後発品などの薬局で役に立つ医薬品情報をまとめる。 ・医師からの問い合わせに適切な医薬品情報を作成して提供する。 〈SBO924、953～957、991、992 実習時に並行して実施〉	・施設での医薬品関連情報の情報源と収集方法を理解し、収集した情報を評価・加工して適切な情報を患者、医療スタッフ等に提供する。 ・医薬品情報室や病棟での実習の中で、種々の情報源を用いて、院内外の問い合わせに適切に対応する。（医薬品情報室での実習は病棟実習に先行して行う。） 〈SBO924、953～957、991、992 実習時に並行して実施〉
SBOs995	3	薬物療法に対する問い合わせに対し、根拠に基づいた報告書を作成できる。（知識・技能）		◎	◎			
SBOs996	4	医療スタッフおよび患者のニーズに合った医薬品情報提供を体験する。（知識・態度）		○	◎			
SBOs997	5	安全で有効な薬物療法に必要な医薬品情報の評価、加工を体験する。（知識・技能）		◎	◎			
SBOs998	6	緊急安全性情報、安全性速報、不良品回収、製造中止などの緊急情報を施設内で適切に取扱うことができる。（知識・態度）		◎	◎			

（3）【②医薬品情報の収集と活用】に関する質問

【Q1】3 で提供をしているのに、4 では作成に留まっているのは違和感があります。

【A1】3 までの情報提供に加え、4 では一次資料まで活用して情報提供することを求めています。また、3 まではニーズに基づいて提供していますが、4 では求めが無くても主体的に発信する要素が加わっています。

観点	アウトカム	4	3	2	1	解説
			—			
医薬品情報の収集と評価・活用	薬物療法の評価に必要な情報を収集し、得た情報及び情報ソースを批判的に評価し、効果的に活用する。	一次資料を含めた情報を適切に評価し、目的に合わせて加工し、提供する。患者啓発や医療の質向上に寄与する情報を主体的に作成する。	調査の目的を明確にし、基本的な情報源に加え、複数の情報源を利用して調査を実践する。得た情報の評価を常に行い、情報を必要とする相手のニーズを踏まえて、患者や医療スタッフに提供する。	薬物療法の評価に必要な基本的な情報源である医薬品添付文書、インタビューフォームに加え、診療ガイドラインなどを確認し、情報収集し、取捨選択する。	薬物療法の評価に必要な基本的な情報源である医薬品添付文書、インタビューフォームを確認し、情報収集する。	

【③処方設計と薬物療法の実践（処方設計と提案）】								
			大学	薬局	病院	大学	薬局	病院
SBOs999	1	前）代表的な疾患に対して、疾患の重症度等に応じて科学的根拠に基づいた処方設計ができる。	◎			・「代表的な疾患」の具体的な事例を題材として、薬物療法を主体的に評価し、安全で有効な医薬品の使用を推進するために薬剤師が行うべき薬学的管理を PBL などで学習する。 ・上記事例において、肝腎障害、妊婦授乳婦、小児、高齢者などの事例を用意し、具体的な処方提案を行う。 ・上記事例において、患者の栄養状態の評価から、輸液栄養療法、電解質の過不足を考慮した処方提案を行う。 ・上記事例において、患者のアドヒアランスの不良による効果不足の事例を用意し、アドヒアランスの評価とその対処方法を提案する。 ・皮下注射、筋肉内注射、静脈内注射、点滴注射などの基本的手技を、シミュレーターなどを利用して学習する。		
SBOs1000	2	前）病態（肝・腎障害など）や生理的特性（妊婦・授乳婦、小児、高齢者など）等を考慮し、薬剤の選択や用法・用量設定を立案できる。	◎					
SBOs1001	3	前）患者のアドヒアランスの評価方法、アドヒアランスが良くない原因とその対処法を説明できる。	◎					
SBOs1002	4	前）皮下注射、筋肉内注射、静脈内注射・点滴等の基本的な手技を説明できる。	◎					
SBOs1003	5	前）代表的な輸液の種類と適応を説明できる。	◎					
SBOs1004	6	前）患者の栄養状態や体液量、電解質の過不足などが評価できる。	◎					
SBOs1005	7	代表的な疾患の患者について、診断名、病態、科学的根拠等から薬物治療方針を確認できる。		◎	◎		〈SBO920〜924 を基本とし、SBO952〜957 実習時に連携して研修する。〉（処方監査、服薬指導時に同時に実施する。） ・「代表的な疾患」を有する患者の薬物治療に継続的に関わり、処方せんや薬歴、状態等の情報から、患者の病態を推察し、より有効で安全な薬物療法について考察する。 ・上記薬物治療の処方が適切でないと思われる所があれば、最適な薬物療法を考え指導者に提示し、必要があれば処方医に提案する。 ・上記薬物治療において、アドヒアランスに関する問題を発見し、収集した情報を駆使して考察し、解決策の提案を実践する。 ・上記薬物治療において、経済面での問題を発見し、収集した情報を駆使して考察し、適切な医薬品の選択・提案を実践する。	〈SBO920〜924 を基本とし、SBO952〜957 実習時に連携して研修する。〉（処方監査、服薬指導時に同時に実施する。） ・「代表的な疾患」を有する入院患者の薬物治療に継続的に関わり、収集した患者、医薬品、薬物治療法等に関する情報を駆使し、より有効で安全な薬物治療のために問題点を抽出し、解決策を考察して、処方設計の提案、治療薬の変更・中止の提案等を体験する。 ・上記薬物治療において、アドヒアランスに関する問題を発見し、収集した情報を駆使して考察し、解決策の提案を実践する。 ・上記薬物治療において、経済面での問題を発見し、収集した情報を駆使して考察し、適切な医薬品の選択・提案を実践する。
SBOs1006	8	治療ガイドライン等を確認し、科学的根拠に基づいた処方を立案できる。		○	◎			
SBOs1007	9	患者の状態（疾患、重症度、合併症、肝・腎機能や全身状態、遺伝子の特性、心理・希望等）や薬剤の特徴（作用機序や製剤的性質等）に基づき、適切な処方を提案できる。（知識・態度）		○	◎			
SBOs1008	10	処方設計の提案に際し、薬物投与プロトコールやクリニカルパスを活用できる。（知識・態度）		△	◎			
SBOs1009	11	入院患者の持参薬について、継続・変更・中止の提案ができる。（知識・態度）			◎			
SBOs1010	12	アドヒアランス向上のために、処方変更、調剤や用法の工夫が提案できる。（知識・態度）		◎	◎			
SBOs1011	13	処方提案に際して、医薬品の経済性等を考慮して、適切な後発医薬品を選択できる。		◎	◎			
SBOs1012	14	処方提案に際し、薬剤の選択理由、投与量、投与方法、投与期間について、医師や看護師等に判りやすく説明できる。（知識・態度）		△	◎			

（3）【③処方設計と薬物療法の実践（処方設計と提案）】に関する質問

【Q1】3 は「薬剤師の提案により」とあるが、薬剤師のみの判断で提案したものと、学生が薬剤師を通して提案したものと、同一と考えてよいでしょうか？

【A1】学生が薬剤師を通して提案した結果をアセスメントするほうが、学生実習としてはより望ましいことです。いずれにしても、薬剤師と一緒に薬物治療について考えるプロセスを作ることが大切です。

観点	アウトカム	4	3	2	1	解説
			—			
薬物療法の問題点の識別と処方設計及び問題解決	患者の薬物療法の問題点の評価に基づき問題解決を実践し、個別最適化する。 ※薬物療法の問題点の評価は、①患者情報の把握及び②医薬品情報の収集活用に基づく	論理的で実行可能な解決策を明示し、薬物療法の個別最適化を実践する。	薬剤師の提案により実施した薬物療法の結果を評価する。	薬物療法上の問題点について現状評価を行い、処方設計を行う。	薬物療法の有効性、アドヒアランスや腎機能低下時の投与量などの基本的な問題点を抽出する。	レベル1: 患者の問題点を抽出するツールとして、カルテ等からの患者情報、患者面談、持参薬調査の結果等も活用する。

【④処方設計と薬物療法の実践（薬物療法における効果と副作用の評価）】

SBOs			大学	薬局	病院	大学	薬局	病院
SBOs1013	1	前）代表的な疾患に用いられる医薬品の効果、副作用に関してモニタリングすべき症状と検査所見等を具体的に説明できる。	◎			・「代表的な疾患」の具体的な事例を題材として、薬物療法を主体的に評価し、安全で有効な医薬品の使用を推進するために薬剤師が行うべき薬学的管理をPBLなどで学習する。		
SBOs1014	2	前）代表的な疾患における薬物療法の評価に必要な患者情報収集ができる。（知識・技能）	◎			・上記事例において、副作用モニタリングの必要な事例を用意し、患者情報の収集と評価から、副作用の評価を行い、代替薬物の提案を行う。		
SBOs1015	3	前）代表的な疾患の症例における薬物治療上の問題点を列挙し、適切な評価と薬学的管理の立案を行い、SOAP形式等で記録できる。（知識・技能）	◎			・上記事例において、薬物療法のコントロールが不足している事例を用意し、患者情報の収集と評価から、代替薬物の提案を行う。		
SBOs1016	4	医薬品の効果と副作用をモニタリングするための検査項目とその実施を提案できる。（知識・技能）		△	◎		・「代表的な疾患」を有する患者を継続的に担当し、問診や医療機関から提供される情報（検査値等）等から、患者背景、病態、治療薬、治療法に関する情報等をもとに、薬物治療を考察し、その治療効果および副作用のモニターと評価を体験する。〈SBO953～956、991、992、1005～1012の実習時に並行して実施する。〉	・薬物治療の効果および副作用のモニターと評価において必要な項目（症状、検査値等）をリストアップする。・TDMの実際を体験する。・「代表的な疾患」を有する入院患者の薬物治療に複数の病棟で継続的に関わり、収集した情報等から、より有効で安全な薬物治療の提案を体験する。（必要に応じて、病棟だけでなく、入退院センターなどの院内施設を利用して実習を行ってもよい。）〈SBO953～956、991、992、1005～1012の実習時に並行して実施する。〉
SBOs1017	5	薬物血中濃度モニタリングが必要な医薬品が処方されている患者について、血中濃度測定の提案ができる。（知識・態度）			◎			
SBOs1018	6	薬物血中濃度の推移から薬物療法の効果および副作用について予測できる。（知識・技能）			◎			
SBOs1019	7	臨床検査値の変化と使用医薬品の関連性を説明できる。		△	◎			
SBOs1020	8	薬物治療の効果について、患者の症状や検査所見などから評価できる。		○	◎			
SBOs1021	9	副作用の発現について、患者の症状や検査所見などから評価できる。		○	◎			
SBOs1022	10	薬物治療の効果、副作用の発現、薬物血中濃度等に基づき、医師に対し、薬剤の種類、投与量、投与方法、投与期間等の変更を提案できる。（知識・態度）			◎			
SBOs1023	11	報告に必要な要素（5W1H）に留意して、収集した患者情報を正確に記載できる。（技能）		◎	◎		・収集した患者情報、推察や提案をした内容等を薬歴などにわかりやすく適切に記載することができる。（指導した患者に対する記録を常に実施する。）〈SBO953、958、991、992、1005～1012実習時に並行して実施〉	
SBOs1024	12	患者の薬物治療上の問題点を列挙し、適切な評価と薬学的管理の立案を行い、SOAP形式等で適切に記録する。（知識・技能）		◎	◎			
SBOs1025	13	医薬品・医療機器等安全性情報報告用紙に、必要事項を記載できる。（知識・技能）			◎			

（3）【④処方設計と薬物療法の実践（薬物療法における効果と副作用の評価）】に関する質問

【Q1】（3）③「処方設計と提案」と実践の部分が重複しています。

【A1】患者に対する薬物療法の提供には、③で求めている医薬品の情報や患者の情報の活用と④で求めている有効性と副作用の評価の双方が必要です。重複ではなく、それぞれが連動しているものとご理解ください。

観点	アウトカム	4	3	2	1	解説
有効性モニタリングと副作用モニタリング	薬物療法の経過の観察や結果の確認を実践する。	薬物治療に関する経過をモニタリングし、患者の状況を総合的に判断して、処方設計や問題解決につなげる。	評価した患者の状態に応じ、処方設計や問題解決につなげる。有効性が不十分な場合や、副作用を確認した場合には、対策を検討する。	患者との面談や薬物血中濃度、臨床検査値等の継続的なモニタリングを実践し、患者の状態を適切に評価し、その結果を適切に記録する。	薬物療法の有効性、安全性及び副作用を評価する指標を選択する。	レベル1：指標は、カルテ記載事項や臨床検査値等を指す。

GIO 医療機関や地域で、多職種が連携・協力する患者中心のチーム医療に積極的に参画するために、チーム医療に

【①医療機関におけるチーム医療】

			大学	薬局	病院	大学	薬局	病院
SBOs1026	1	前）チーム医療における薬剤師の役割と重要性について説明できる。	◎			・チーム医療の実践事例を基に、薬剤師の役割とチーム構成員の役割を議論し、要点を整理する。 ・議論の後に、多様な医療チームの構成員としての現役薬剤師の事例解説講義を聴く。 ・事例の分析と討議を通じ、患者中心の医療において、正解を求めるのではなく、何が適切かを考える視点を醸成する。		
SBOs1027	2	前）多様な医療チームの目的と構成、構成員の役割を説明できる。	◎					
SBOs1028	3	前）病院と地域の医療連携の意義と具体的な方法（連携クリニカルパス、退院時共同指導、病院・薬局連携、関連施設との連携等）を説明できる。	◎					
SBOs1029	4	薬物療法上の問題点を解決するために、他の薬剤師および医師・看護師等の医療スタッフと連携できる。（態度）			◎			・カンファレンス、種々の医療チームの活動への参加等、他の医療スタッフとの連携を体験する。 ・「代表的な疾患」を有する入院患者の薬物治療に継続的に関わり、患者に関する情報の収集と伝達、治療計画の考察、治療効果および副作用の評価等他の医療スタッフとの協働を、継続した複数の病棟活動の中で体験する。
SBOs1030	5	医師・看護師等の他職種と患者の状態（病状、検査値、アレルギー歴、心理、生活環境等）、治療開始後の変化（治療効果、副作用、心理状態、QOL等）の情報を共有する。（知識・態度）			◎			
SBOs1031	6	医療チームの一員として、医師・看護師等の医療スタッフと患者の治療目標と治療方針について討議（カンファレンスや患者回診への参加等）する。（知識・態度）			◎			
SBOs1032	7	医師・看護師等の医療スタッフと連携・協力して、患者の最善の治療・ケア提案を体験する。（知識・態度）			◎			
SBOs1033	8	医師・看護師等の医療スタッフと連携して退院後の治療・ケアの計画を検討できる。（知識・態度）			◎			
SBOs1034	9	病院内の多様な医療チーム（ICT、NST、緩和ケアチーム、褥瘡チーム等）の活動に薬剤師の立場で参加できる。（知識・態度）			◎			

【②地域におけるチーム医療】

			大学	薬局	病院	大学	薬局	病院
SBOs1035	1	前）地域の保健、医療、福祉に関わる職種とその連携体制（地域包括ケア）およびその意義について説明できる。	◎			・地域医療におけるチーム医療の実践事例を基に、地域の薬剤師の役割とチーム構成員の役割を議論し、要点を整理する。 ・議論の後に、地域における薬薬連携の構成員としての現役薬剤師の事例解説講義を聴く。		
SBOs1036	2	前）地域における医療機関と薬局薬剤師の連携の重要性を討議する。（知識・態度）	◎					
SBOs1037	3	地域における医療機関と薬局薬剤師の連携を体験する。（知識・態度）		◎	○		・処方せん調剤における医療機関と薬局との連携を体験する。 ・合同で開催される研修会やイベントを体験する。	・入院時処方や退院時処方を通して、患者情報の伝達を行う。
SBOs1038	4	地域医療を担う職種間で地域住民に関する情報共有を体験する。（技能・態度）		◎			・地域包括センターや保健所等を通して地域で連携して行われている医療、介護、福祉の実際を確認するとともに、できるだけ実際の活動を体験する。	

おける多職種の役割と意義を理解するとともに、情報を共有し、より良い医療の検討、提案と実施ができる。

—

実務実習記録による評価

—

実務実習記録による評価

(5) 地域の保健・医療・福祉への参画 〔B（4）参照〕

GIO 地域での保健・医療・福祉に積極的に貢献できるようになるために、在宅医療、地域保健、福祉、プライマリ
健康の回復、維持、向上に関わることができる。

【①在宅（訪問）医療・介護への参画】

			大学	薬局	病院	大学	薬局	病院	
SBOs1039	1	前）在宅医療・介護の目的、仕組み、支援の内容を具体的に説明できる。	◎			・在宅医療における薬剤師の業務事例を基に、在宅における薬剤師の役割と責任を議論し、要点を整理する。 ・上記事例を基に、在宅医療や介護を受ける患者の特徴や社会的背景について、議論する。 ・在宅医療に従事する薬剤師の事例解説及び体験、感謝された事例などの講義を聴く。	〈SBO908、920〜924を基本として、933〜943では在宅特有の調剤業務を体験、952〜958を活用して服薬指導、979〜983を活用して安全管理、990〜992、995〜998を活用して情報収集と提示、1005〜1012を活用して薬物療法の考察と提案を体験する。〉 ・薬局薬剤師による在宅医療、居宅介護の支援業務を患者宅、施設等への訪問も含め継続的に体験する。 ・在宅に関与する医療、介護スタッフと情報を共有し、患者をサポートする意義を理解する。 ・医師やケアマネジャーへの報告や提案を体験する。	
SBOs1040	2	前）在宅医療・介護を受ける患者の特色と背景を説明できる。	◎						
SBOs1041	3	前）在宅医療・介護に関わる薬剤師の役割とその重要性について説明できる。	◎						
SBOs1042	4	在宅医療・介護に関する薬剤師の管理業務（訪問薬剤管理指導業務、居宅療養管理指導業務）を体験する。（知識・態度）		◎					
SBOs1043	5	地域における介護サービスや介護支援専門員等の活動と薬剤師との関わりを体験する。（知識・態度）		◎					
SBOs1044	6	在宅患者の病状（症状、疾患と重症度、栄養状態等）とその変化、生活環境等の情報収集と報告を体験する。（知識・態度）		◎					

【②地域保健（公衆衛生、学校薬剤師、啓発活動）への参画】

			大学	薬局	病院	大学	薬局	病院	
SBOs1045	1	前）地域保健における薬剤師の役割と代表的な活動（薬物乱用防止、自殺防止、感染予防、アンチドーピング活動等）について説明できる。	◎			・薬の週間などにおける地域薬剤師会の取り組みや学校薬剤師のアンチドーピングや薬物乱用防止教育などの活動事例を学び、可能であれば、積極的に参加し、対象者への教育活動を行う。 ・医療従事者として自分自身の感染予防、パンデミックに対する感染防止対策について論議し要点をまとめる。			
SBOs1046	2	前）公衆衛生に求められる具体的な感染防止対策を説明できる。	◎						
SBOs1047	3	学校薬剤師の業務を体験する。（知識・技能）		◎			・学校薬剤師の指導のもと学校薬剤師業務を体験する。		
SBOs1048	4	地域住民の衛生管理（消毒、食中毒の予防、日用品に含まれる化学物質の誤嚥誤飲の予防等）における薬剤師活動を体験する。（知識・技能）		◎			・地域で行われている薬剤師の関与する保健衛生活動（薬物乱用防止活動、禁煙活動、認知症サポート等）を確認する。 ・実習中に行われる地域の活動に積極的に参加する。		

ケア、セルフメディケーションの仕組みと意義を理解するとともに、これらの活動に参加することで、地域住民の

―

実務実習記録による評価

―

実務実習記録による評価

SBOs			大学	薬局	病院	大学	薬局	病院	
SBOs1049	1	前）現在の医療システムの中でのプライマリケア、セルフメディケーションの重要性を討議する。（態度）	◎			・薬剤師によるプライマリケアの提供、セルフメディケーションについて議論し、その要点を整理する。 ・模擬生活者との対応を通して、以下の事を学習する。 ○一般用医薬品の選定に必要な情報の聞き取りを行う。 ○模擬来局者の状態の把握と評価を行い、ニーズにあった適切な対応を行う。 ○一般用医薬品、薬局製剤（漢方製剤を含む）、要指導医薬品を有効に、安全に使用するための情報提供を行う。 ○血圧測定、血糖値測定等の簡易検査の手法を理解し、得られた情報の評価を行う。 ○得られた情報及びその情報を基に評価した内容、提供した情報を薬歴に適切に記録する。 ○代表的な生活習慣の改善についてのアドバイスを行う。			
SBOs1050	2	前）代表的な症候（頭痛・腹痛・発熱等）を示す来局者について、適切な情報収集と疾患の推測、適切な対応の選択ができる。（知識・態度）	◎						
SBOs1051	3	前）代表的な症候に対する薬局製剤（漢方製剤含む）、要指導医薬品・一般用医薬品の適切な取り扱いと説明ができる。（技能・態度）	◎						
SBOs1052	4	前）代表的な生活習慣の改善に対するアドバイスができる。（知識・態度）	◎						
SBOs1053	5	薬局製剤（漢方製剤含む）、要指導医薬品・一般用医薬品、健康食品、サプリメント、医療機器等をリスクに応じ適切に取り扱い、管理できる。（技能・態度）		◎			・一般用医薬品の販売を行う薬局で、以下の販売業務や健康相談業務を体験する。 ○店舗で販売している一般用医薬品、健康食品、医療機器等について、特徴や注意点等について確認する。 ○第一類医薬品、要指導医薬品等、法規制に則った薬局での販売業務を体験する。 ○実際の店頭での来局者の健康相談を体験し、指導薬剤師と一緒に来局者個々の症状や生活習慣、環境などから受診勧奨や一般用医薬品販売などの対応を体験する。 ○来局者に生活習慣の改善や疾病の予防の重要性を認識させその具体的な指導を体験する。 ○地域住民に対し 疾病の予防や健康維持の啓発活動を体験する。 〈SBO953、991、992を活用して、多くの来局者に対し継続して体験する。〉		
SBOs1054	6	来局者から収集した情報や身体所見などに基づき、来局者の病状（疾患、重症度等）や体調を推測できる。（知識・態度）		◎					
SBOs1055	7	来局者に対して、病状に合わせた適切な対応（医師への受診勧奨、救急対応、要指導医薬品・一般用医薬品および検査などの推奨、生活指導等）を選択できる。（知識・態度）		◎					
SBOs1056	8	選択した薬局製剤（漢方製剤含む）、要指導医薬品・一般用医薬品、健康食品、サプリメント、医療機器等の使用方法や注意点などを来局者に判りやすく説明できる。（知識・態度）		◎					
SBOs1057	9	疾病の予防および健康管理についてのアドバイスを体験する。（知識・態度）		◎					

SBOs			大学	薬局	病院	大学	薬局	病院	
SBOs1058	1	前）災害時医療について概説できる。	◎			・災害時における薬剤師の役割について、議論し、要点を整理する。可能であれば、災害時に活躍した薬剤師等の話を聞いて討論する。			
SBOs1059	2	災害時における地域の医薬品供給体制・医療救護体制について説明できる。		○	○		・施設やその地域の災害時の体制を確認する。可能であれば災害に対応する活動を体験する。 ・過去の事例等を参考にして、大規模な災害が発生した際の病院、薬局の業務や地域貢献、薬剤師としての役割等について討議、考察する。		
SBOs1060	3	災害時における病院・薬局と薬剤師の役割について討議する。（態度）		○	○				

●概略評価全般に関する質問

【Q1】実務実習記録による評価は、レポート・症例等で実施するのでしょうか？　他に評価の確認日の設定を行うのでしょうか？

【A1】（4）「チーム医療への参画」と、（5）「地域の保健・医療・福祉への参画」の領域の評価は、実習日誌にコメントを入力する形式でフィードバックし形成的評価することを指します。概略評価（ルーブリック）による評価は行いません。

－
実務実習記録による評価
－
実務実習記録による評価

【Q2】これまでの SBOs に比べ、ざっくりとした評価項目なため、細かい項目がこなせているのか曖昧になってしまうのでは？

【A2】モデルコアカリキュラムの SBOs をチェックしてください。この SBOs は実施したかのチェックポイントで、できたか否かを確認するものではないことにご留意ください。

代表的 8 疾患に分類される具体例

がん	白血病（急性（慢性）骨髄性白血病、急性（慢性）リンパ性白血病、成人 T 細胞白血病（ATL）） 悪性リンパ腫および多発性骨髄腫 骨肉腫 消化器系の悪性腫瘍（胃癌、食道癌、肝癌、大腸癌、胆嚢・胆管癌、膵癌） 肺癌 頭頸部および感覚器の悪性腫瘍（脳腫瘍、網膜芽細胞腫、喉頭、咽頭、鼻腔・副鼻腔、口腔の悪性腫瘍） 生殖器の悪性腫瘍（前立腺癌、子宮癌、卵巣癌） 腎・尿路系の悪性腫瘍（腎癌、膀胱癌） 乳癌 皮膚癌 （がんの支持療法、緩和ケアを含む）
高血圧症	高血圧症（本態性高血圧症、二次性高血圧症（腎性高血圧症、腎血管性高血圧症を含む））、肺高血圧症
糖尿病	糖尿病（1 型糖尿病、2 型糖尿病、妊娠糖尿病、その他の糖尿病）とその合併症、耐糖能異常
心疾患	不整脈（上室性期外収縮（PAC）、心室性期外収縮（PVC）、心房細動（Af）、心房粗動（AF）、発作性上質頻拍（PSVT）、WPW 症候群、心室頻拍（VT）、心室細動（Vf）、房室ブロック、QT 延長症候群）、洞不全症候群 急性および慢性心不全、うっ血性心不全、左室不全 虚血性心疾患（狭心症、心筋梗塞） 心筋症、心筋炎、心膜炎、慢性リウマチ性心疾患 心原性ショック、弁膜症、先天性心疾患
脳血管障害	脳内出血、硬膜下出血、くも膜下出血、脳梗塞（脳血栓症、脳塞栓症） 一過性脳虚血発作、無症候性脳梗塞、脳実質外動脈閉塞及び狭窄 （予防ならびに後遺症への対応を含む）
精神神経疾患	統合失調症 うつ病、躁病、双極性障害 全般性不安障害、持続性気分障害、神経症性障害、多動性障害、器質性人格障害 強迫神経症、摂食障害、知的障害、適応障害 てんかん 認知症 Narcolepsy（ナルコレプシー）、薬物依存症、アルコール依存症 せん妄、幻覚症 不眠、睡眠覚醒リズム障害
免疫・ アレルギー疾患	アトピー性皮膚炎、蕁麻疹、接触性皮膚炎、アレルギー性鼻炎、アレルギー性結膜炎、花粉症、消化管アレルギー、気管支喘息 薬物アレルギー（Stevens-Johnson（スティーブンス - ジョンソン）症候群、中毒性表皮壊死症、薬剤性過敏症症候群、薬疹） アナフィラキシーショック 尋常性乾癬、水疱症、光線過敏症、ベーチェット病 臓器特異的自己免疫疾患（バセドウ病、橋本病、悪性貧血、アジソン病、重症筋無力症、多発性硬化症、特発性血小板減少性紫斑病、自己免疫性溶血性貧血、シェーグレン症候群） 全身性自己免疫疾患（全身性エリテマトーデス、強皮症、多発筋炎/皮膚筋炎、関節リウマチ） 臓器移植（腎臓、肝臓、骨髄、臍帯血、輸血）における、拒絶反応および移植片対宿主病（GVHD）

感染症	細菌感染症（呼吸器感染症、消化器感染症、感覚器感染症、尿路感染症、性感染症、脳炎、髄膜炎、皮膚細菌感染症、感染性心膜炎、胸膜炎、耐性菌による院内感染、全身性細菌感染症（ジフテリア、劇症型 A 群β溶血性連鎖球菌感染症、新生児 B 群連鎖球菌感染症、破傷風、敗血症））
	ウイルス感染症およびプリオン病（ヘルペスウイルス感染症、サイトメガロウイルス感染症、インフルエンザ、ウイルス性肝炎、HIV 感染症および後天性免疫不全症候群、伝染性紅斑（リンゴ病）、手足口病、伝染性単核球症、突発性発疹、咽頭結膜熱、ウイルス性下痢症、麻疹、風疹、流行性耳下腺炎、風邪症候群、クロイツフェルト-ヤコブ病
	真菌感染症（皮膚真菌症、カンジダ症、ニューモシスチス肺炎、肺アスペルギルス症、クリプトコックス症）
	原虫（マラリア、トキソプラズマ症、トリコモナス症、アメーバ赤痢）
	寄生虫感染症（回虫症、蟯虫症、アニサキス症）

改訂モデル・コアカリキュラム対応
薬学生のための臨床実習

2020年 5 月25日　第 1 刷発行

監　　修　一般社団法人日本病院薬剤師会
編　　集　一般社団法人日本病院薬剤師会薬学教育委員会

発　　行　株式会社薬事日報社　http://www.yakuji.co.jp
　　　　　[本社] 東京都千代田区神田和泉町 1 番地　　電話 03-3862-2141
　　　　　[支社] 大阪市中央区道修町 2-1-10　　　　電話 06-6203-4191

デザイン・印刷　永和印刷株式会社

ISBN978-4-8408-1534-5